Klaus-Dieter Kieslinger

RESTLESS-LEGS-SYNDROM

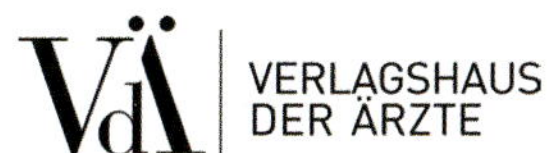

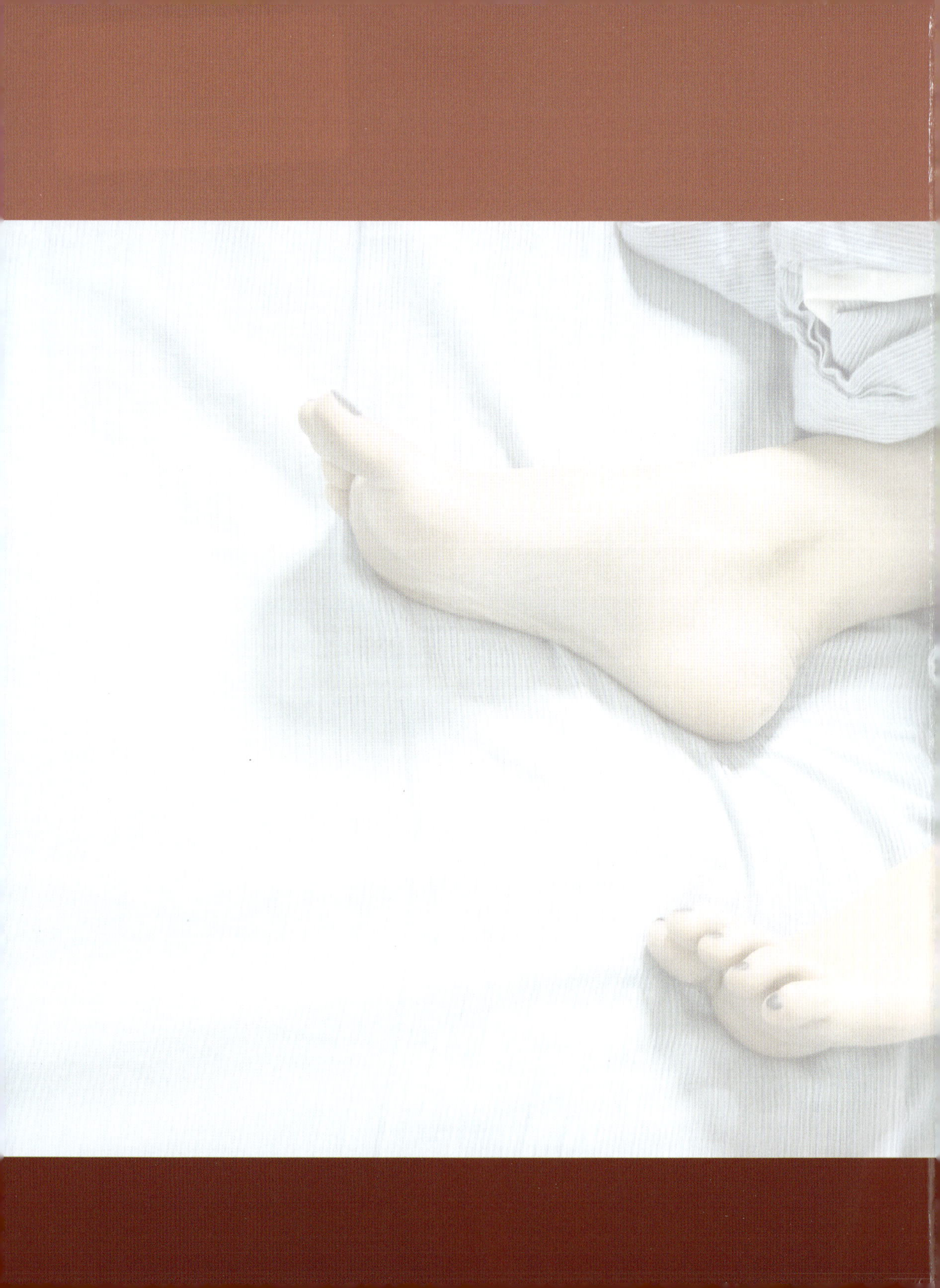

Dr. med. Klaus-Dieter Kieslinger

Restless-Legs-Syndrom

Erkennen
behandeln
vorbeugen

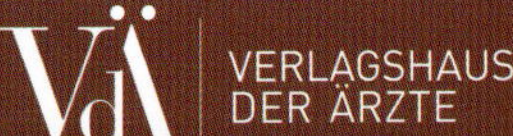

Impressum

Nibelungengasse 13
A-1010 Wien

www.aerzteverlagshaus.at

1. Auflage 2018

ISBN 978-3-99052-170-0

Umschlag & Satz: Grafikbüro Lisa Hahsler, 2232 Deutsch-Wagram
Umschlagfoto: juniart-stock.adobe.com
Projektbetreuung: Hagen Schaub
Druck & Bindung: FINIDR, s.r.o., 73701 Český Těšín
Printed in Czech Republik

Aus Gründen der leichteren Lesbarkeit – vor allem in Hinblick auf die Vermeidung einer ausufernden Verwendung von Pronomen – haben wir uns dazu entschlossen, alle geschlechtsbezogenen Wörter nur in eingeschlechtlicher Form – der deutschen Sprache gemäß zumeist die männliche – zu verwenden. Selbstredend gelten alle Bezeichnungen gleichwertig für Frauen.

Widmung

Für meine Familie,
die mich immer inspiriert,
und die Muse,
die mich geküsst hat.

Vorwort

Warum noch ein Buch zum Thema „Restless-Legs-Syndrom" (RLS)? Ruhelose Beine – und nicht selten auch Arme – sind eine sehr häufige Erkrankung, die bis zu 10 % aller Menschen in unseren Breiten betrifft. Manchmal dauert es lange, bis überhaupt die richtige Diagnose gestellt und eine wirksame Therapie eingeleitet werden kann.

Als Facharzt für Neurologie kenne und begleite ich seit vielen Jahren Menschen, die an diesem häufig quälenden Syndrom leiden. Dank zahlreicher Patienten, die im Rahmen meiner Tätigkeit an verschiedenen Kliniken und in der Ordination Rat und Hilfe suchten, kenne ich die typischen Beschwerden, die Möglichkeiten der Diagnosefindung und die zahlreichen Optionen einer erfolgreichen Behandlung.

Trotz inzwischen recht guter Möglichkeiten, die vitalen Informationen im Internet zu recherchieren, finden es die Betroffenen oft nicht leicht, die Spreu vom Weizen zu trennen und sich in dieser Informationsflut zurechtzufinden. Aus diesem Grund ist es mir ein Anliegen, mit diesem Buch die Erkrankung der unruhigen Beine (und häufig auch der Arme) für Patienten verständlich darzustellen.

Mit diesem Buch möchte ich darüber informieren, wie das RLS entsteht, was seine Ursachen sind, welche Symptome und Komplikationen dabei auftreten können, wie die Abklärung erfolgt und der Arzt die Diagnose stellt. Die Möglichkeiten der Behandlung werden sowohl aus dem Blickwinkel des Schulmediziners als auch aus der Sicht der Komplementär- und Ganzheitsmedizin erörtert. Die verschiedenen Therapieverfahren werden ausführlich dargestellt, die Medikamente mit ihren Wirkungen und möglichen Nebenwirkungen, außerdem die Behandlung mittels Ernährung, Diät, physikalischen Verfahren und Physiotherapie unter Berücksichtigung der jeweils möglichen Ursachen und Auslöser.

Medizin heißt für mich immer, den Menschen als Einheit von Körper, Geist und Seele zu sehen.

Viel Vergnügen und Anregung durch die
Lektüre dieses Buches wünscht Ihnen

Dr. Klaus-Dieter Kieslinger
Facharzt für Neurologie

Salzburg, im April 2018

Geleitwort

Liebe Leserin! Lieber Leser!

Es ist mir eine große Ehre, einige Zeilen zum neuen Restless-Legs-Buch, verfasst von unserem Neurologen Dr. Klaus-Dieter Kieslinger, beitragen zu dürfen. Dr. Kieslinger steht der RLS Selbsthilfegruppe der Stadt Salzburg bereits seit mehreren Jahren als fachärztlicher Beirat zur Seite.

Ich selbst bin seit dem Jahr 2000 von diesem Syndrom betroffen und leite seit damals diverse Selbsthilfegruppen. Am Anfang war es für mich nicht leicht, da die Behandlungsmethoden noch nicht so ausgereift waren wie heute.

Für jede Selbsthilfegruppe ist es essenziell, einen erfahrenen fachärztlichen Beirat zu haben, der ihr mit Rat und Tat sowie fachlichen Informationen zur Seite steht.

Mit dem neuen Buch über das Restless-Legs-Syndrom wurde ein weiterer Schritt zur Aufklärung über diese belastende Krankheit geleistet. Ich empfehle allen vom Restless-Legs-Syndrom Betroffenen, dieses informative Werk zu lesen.

Für seine ärztliche Tätigkeit und sein neues Buch wünsche ich dem Autor viel Erfolg und weiterhin alles Gute, insbesondere auch als medizinischer Beirat der Selbsthilfegruppe Restless Legs für Salzburg.

Mit lieben Grüßen

Alfred Dominik
Leiter der Restless Legs Selbsthilfegruppe Salzburg

Salzburg, im April 2018

Geleitwort

Vor wenigen Jahren wurde das Restless-Legs-Syndrom (RLS) unter Spezialisten noch als die „häufigste Krankheit, von der niemand etwas gehört hat" bezeichnet. In den letzten Jahren ist die Bedeutung des Restless-Legs-Syndroms der breiten Öffentlichkeit, aber auch Ärzten immer mehr bewusst geworden.

Quälende Unruhe vor allem in den Beinen und der nicht zu unterdrückende Zwang, sich bewegen zu müssen, hindern die Betroffenen oftmals daran, ein- und durchzuschlafen. Dabei muss sich der Patient – besonders bei sonst nur leicht ausgeprägten Symptomen – der eigentlichen Ursache für sein Problem nicht bewusst sein. Das Ausmaß des Schlafmangels kann bei RLS-Patienten außergewöhnlich groß sein. In der Folge kommt es oft zu chronischer Müdigkeit am Tage, Antriebslosigkeit, Erschöpfung, Konzentrationsstörungen, Unruhe, Vergesslichkeit und einer Verschiebung des Tag-und-Nacht-Rhythmus. Als häufige Spätfolgen sind bei unbehandeltem Fortbestehen daher allgemeiner Leistungsabfall, soziale Isolation und – als schwerwiegendste Konsequenz – Depressionen zu beobachten. Bei schmerzhaften Ausprägungen kann sich, wie bei allen andauernden Schmerzzuständen, auch ein chronisches Schmerzsyndrom ausbilden.

Der Autor dieses Buches hat als Berater der Selbsthilfegruppe Restless-Legs-Syndrom in Salzburg seine langjährige Erfahrung einbringen können. Ihm ist es gelungen, dieses umfassende Thema übersichtlich und praxisnah zu präsentieren. Dabei wird einerseits auf die Symptome und die Diagnosestellung eingegangen, auch werden viele Ursachen für das Leiden beleuchtet und analysiert, zum Schluss werden sowohl die medikamentöse als auch die nicht medikamentöse Therapie beschrieben. Dabei wird auf aktuelle Therapie Wert gelegt. Wichtig für Betroffene und behandelnde und betreuende Personen ist das Thema Augmentation, das insbesondere bei Therapie mit

L-Dopa und Dopaminagonisten häufig auftritt und zu einer Verstärkung der Symptome führt. Wichtig sind zudem die nicht medikamentösen Therapiemöglichkeiten, mit denen sich der Autor ausführlichst beschäftigt.

Das Buch eignet sich in besonderer Weise für Betroffene, deren Angehörige, Ärzte und Pflegepersonen sowie für interessierte Studenten der Humanmedizin oder Psychologie.

OA Dr. Alexander Kunz
Oberarzt der Universitätsklinik für Neurologie Salzburg
Leiter des neurologischen Schlaflabors

Salzburg, April 2018

Inhalt

Wie stellt der Arzt die Diagnose? ... 65

Was könnte es noch sein? Welche Erkrankungen verursachen ähnliche Beschwerden? ... 83

Ihr Arzt ... 89

Therapie des Restless-Legs-Syndroms ... 93

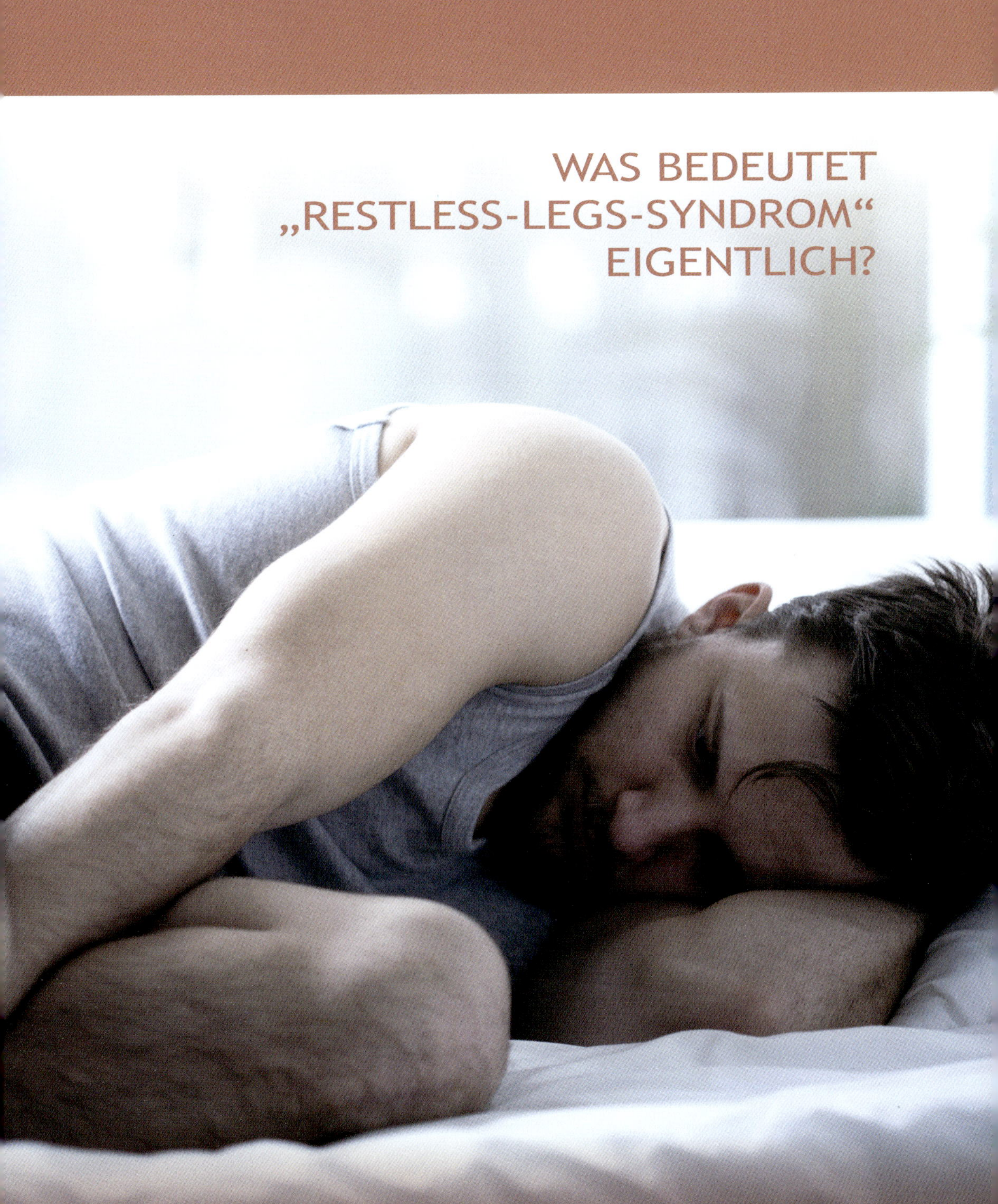

WAS BEDEUTET „RESTLESS-LEGS-SYNDROM" EIGENTLICH?

Was bedeutet „Restless-Legs-Syndrom“ eigentlich?

Haupterkennungsmerkmale sind ein extrem unangenehmes Stechen, Ziehen, Reißen in der Tiefe der Beine, manchmal auch in den Armen, die immer genau dann auftreten, wenn der Mensch zur Ruhe kommen will, also tagsüber beim Stillsitzen, während einer längeren Autofahrt oder im Theater, abends oder nachts im Bett, wenn der Körper nach Schlaf und Erholung verlangt.

Diese Missempfindungen führen zu einem nicht unterdrückbaren Bewegungsdrang der Extremitäten in Verbindung mit einer mehr oder weniger stark ausgeprägten Ruhelosigkeit. Die Betroffenen müssen wie unter einem

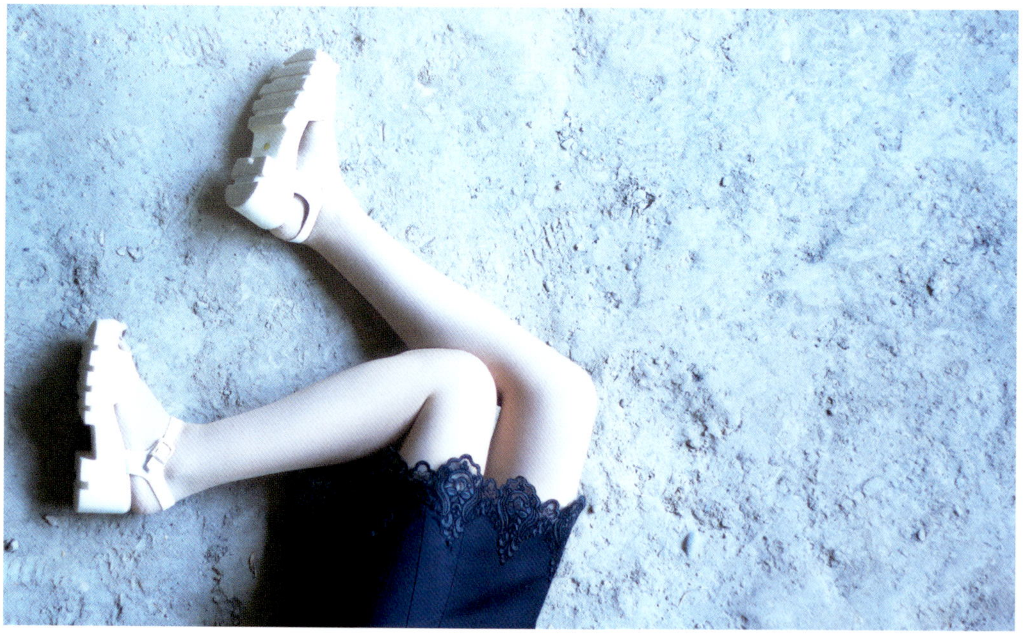

Zwang stehend die Beine aneinanderreiben, aufstehen, umhergehen, ihre Muskeln massieren. Dann hören die Symptome vorübergehend auf und eine Fortsetzung der Ruhe ist möglich. Bereits nach kurzer Zeit beginnen die Beschwerden meist wieder von neuem.

Dieser andauernde Mangel an Ruhe, Erholung und Schlaf führt zu Müdigkeit während des Tages, zu Energielosigkeit, Einbußen der Leistungsfähigkeit, Einbruch der Stimmungslage über Depressionen bis hin zu Selbstmordgedanken.

Kurz: Die quälenden Beschwerden machen den Betroffenen das Leben schwer und Erholung wird scheinbar unmöglich.

Eine der häufigsten neurologischen Erkrankungen

Das Restless-Legs-Syndrom (kurz RLS) stellt eine der häufigsten neurologischen Erkrankungen überhaupt dar und betrifft bis zu 8 Millionen Menschen in Deutschland (die Schätzungen gehen aus von 5 bis 15 % der Menschen in unseren Breiten). Bei etwa 2 % der Bevölkerung sind die Beschwerden so stark ausgeprägt, dass sie eine Behandlung notwendig machen. Häufig wird das RLS erst nach einem längeren Leidensweg und mehreren Untersuchungen erkannt. Die gute Nachricht dabei lautet allerdings, dass es sich inzwischen gut behandeln lässt.

Dieses Buch möchte Betroffenen eine verständliche Übersicht ermöglichen über die typischen Symptome des RLS, den Weg zur Diagnose, die notwendigen Zusatzuntersuchungen, die Optionen der Behandlung, die heute eingesetzten Medikamente inklusive ihrer Wirkung und möglichen Nebenwirkungen sowie die Einsatzmöglichkeiten der komplementären und alternativen Therapien. Dies beinhaltet auch Tipps zur Ernährung beziehungsweise Vermeidung auslösender Nahrungsmittel bis hin zur Teilnahme an einer Selbsthilfegruppe.

Je mehr Sie über diese Erkrankung, ihre Ursache, den Verlauf und die Behandlung wissen, desto bessere Chancen bestehen, mit ihr gut zurechtzukommen, Linderung oder gar Heilung zu finden.

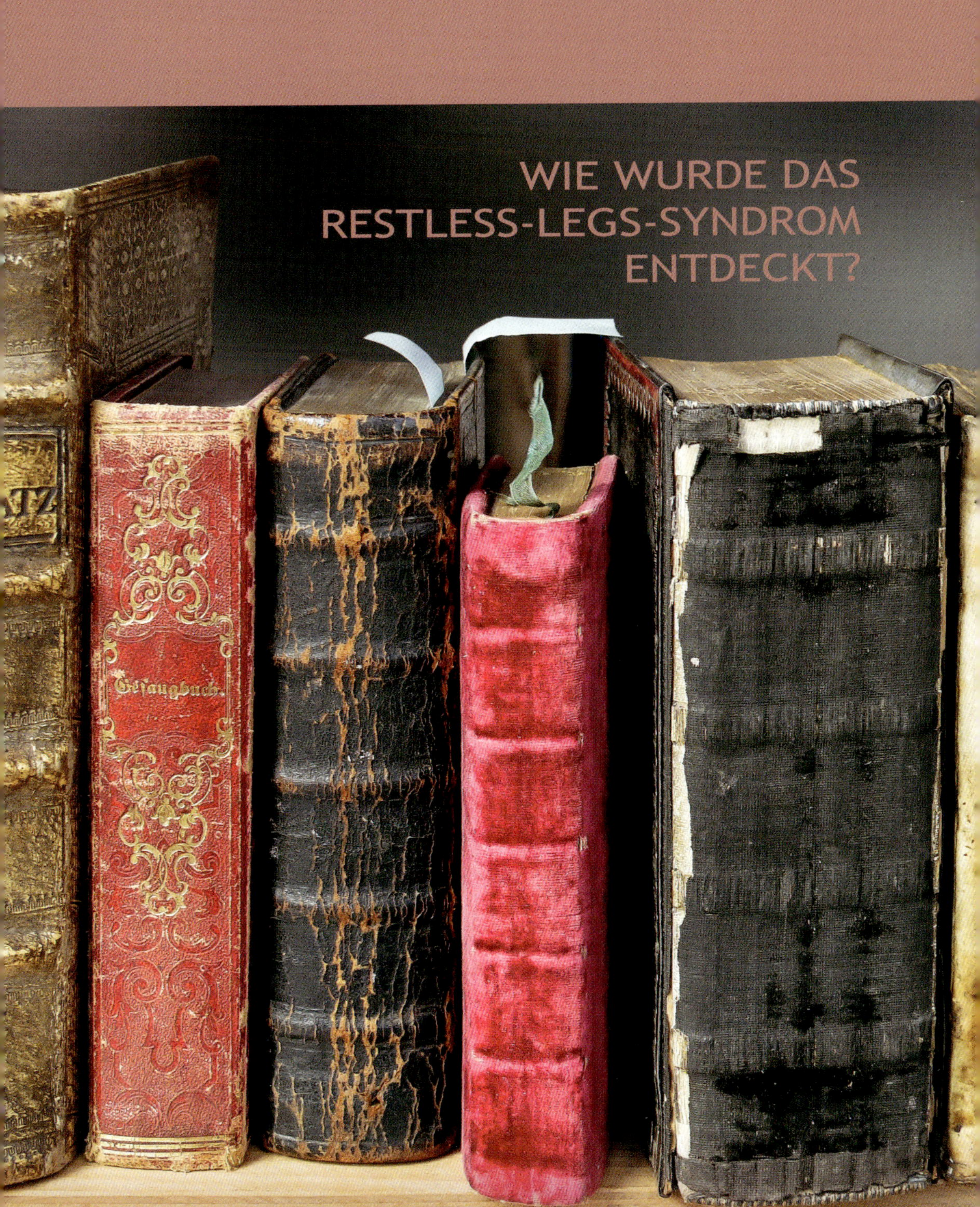

WIE WURDE DAS RESTLESS-LEGS-SYNDROM ENTDECKT?

Wie wurde das Restless-Legs-Syndrom entdeckt?

Nach seinen Entdeckern und Erforschern bezeichnen wir das RLS manchmal auch als „Willis-Ekbom-Krankheit" oder „Wittmaack-Ekbom-Syndrom".

Thomas
Willis

Thomas Willis (1621–1675) gilt als einer der großen Pioniere der modernen Medizin im London des 17. Jahrhunderts. Er war unter anderem Mitbegründer der Anatomie und leistete bahnbrechende Forschungsarbeit auf den Gebieten der Neurologie und Psychiatrie. Nach ihm benennen wir noch heute den Kranz von Arterien an der Basis des menschlichen Gehirns als Circulus arteriosus Willisii. Dieser versorgt die Zellen unseres Denkorgans mit sauerstoffreichem Blut. Willis beschrieb erstmals im Jahre 1672 eine Schlafstörung, welche in Verbindung mit Krämpfen in den Armen und Beinen auftritt. Er vermutete damals die Ursache in einer Störung im Rückenmark. Zur Behandlung verwendete Willis mit Erfolg den Saft des Schlafmohnes, also Opium, ein seit Jahrtausenden eingesetztes Mittel gegen Schmerzen. Derivate von Opium finden auch heute noch in der Therapie des RLS Verwendung, dazu später mehr. In Ergänzung dazu empfahl Willis allerdings den damals gängigen Aderlass, also das gezielte Ablassen einer bestimmten Menge venösen Blutes aus dem Kreislauf. Ein Verfahren, welches aus unserer heutigen Sicht beim RLS allerdings kontraproduktiv ist: Durch den damit verbundenen Verlust von roten Blutkörperchen sinkt der Eisengehalt des Körpers und die

Symptome können sich längerfristig sogar verstärken. Dennoch gilt Willis heute als Pionier in der Erforschung des Restless-Legs-Syndroms, der mit den Opiaten erstmals eine wirksame Therapie beschrieben hat, welche in der modernen Medizin nach wie vor Anwendung findet.

„Wherefore to some, when being abed they betake themselves to sleep, presently in the arms and legs, leapings and contractions of the tendons, and so great a restlessness and tossing of their members ensue, that the diseased are no more able to sleep, than if they where in a place of the greatest torture ..."

„Bei einigen, wenn sie im Bett sind oder wenn sie sich anschicken, einzuschlafen, treten zu dieser Zeit in den Armen und Beinen ein Reißen und Kontraktionen der Sehnen auf, die zu so einer großen Bewegungsunruhe und Stoßen der Glieder führen, dass die Betroffenen nicht mehr in der Lage sind, zu schlafen, so als ob sie an einem Ort der größten Folter wären ..."

Thomas Willis: The London Practice of Physick, 1685

Der deutsche Arzt **Theodor Wittmaack** (1817–1873) beobachtete, dass manche seiner Patienten an einer ausgefallenen Krankheit litten: Sie mussten ständig die Position ihrer Beine wechseln. Wittmaack klassifizierte die Krankheit 1861 nach der damals gängigen Mode als eine Form der Hysterie und nannte sie Anxietas tibiarum (Ängstlichkeit der Schienbeine bzw. Unterschenkel).

Der Stockholmer Neurologe **Karl-Axel Ekbom** (1907–1977) schließlich prägte im Jahre 1945 den heute noch verwendeten Begriff „Restless-Legs-Syndrom". Er beschrieb erstmals die nach wie vor gültige Kombination aus Krankheitszeichen in Form von Missempfindungen und Schmerzen, welche vor allem zu Zeiten körperlicher Ruhe beziehungsweise in der Nacht auftreten und die gelindert werden durch ein ständiges Bewegen der Beine sowie durch Aufstehen und Umhergehen. Schon damals schätzte er die Häufigkeit der Erkrankung auf fünf Prozent. Bereits Ekbom vermutete, dass die Ursache in einer Störung der Durchblutung in den kleinen und kleinsten Blutgefäßen der Extremitäten liegt. Eine Hypothese, die in den letzten Jahren wieder an Aktualität gewonnen hat.

Die moderne Ära der Therapie des Restless-Legs-Syndroms begann 1982. Damals konnte von dem türkischen Neurologen **Şevket Akpınar** wissenschaftlich erstmals die **Wirksamkeit von L-Dopa** belegt werden. Es war eine zufällige Entdeckung: Akpınar behandelte einen seiner Patienten aufgrund dessen Parkinson-Krankheit mit L-Dopa in Kombination mit Benserazid und bemerkte, dass sich durch dieses Medikament auch dessen Leiden an ruhelosen Beinen besserte. Die dopaminerge Therapie bildet heute noch das Fundament der medikamentösen Behandlung des RLS.

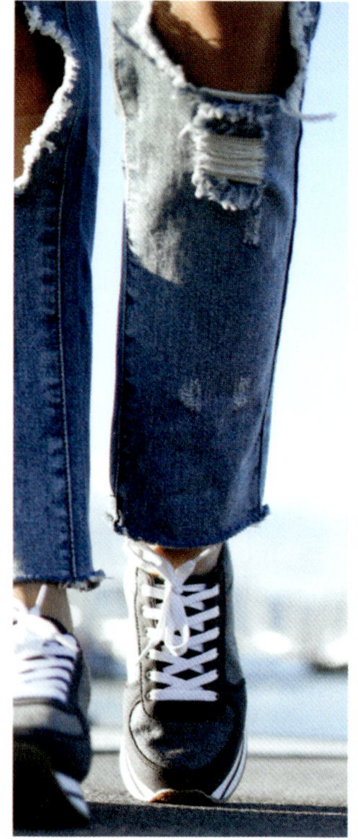

Die heute gängigen vier klinischen Kriterien, welche erfüllt sein müssen, um ein RLS zu diagnostizieren, formulierte die **International Restless-Legs-Syndrome Study Group** um **Arthur Scott Walters** im Jahre **1995** an den National Institutes of Health (NIH) in den USA. Sie entsprechen aber den bereits von Ekbom beschriebenen Charakteristika.

Diese wurden im Jahre **2003** durch ein Expertenkomitee um **Richard Allen** nochmals aktualisiert, auf den neuesten Stand gebracht und dann **2014** durch ein fünftes Kriterium sowie drei unterstützende Zusatzpunkte ergänzt.

WIE ÄUSSERT SICH DAS „RESTLESS-LEGS-SYNDROM“?

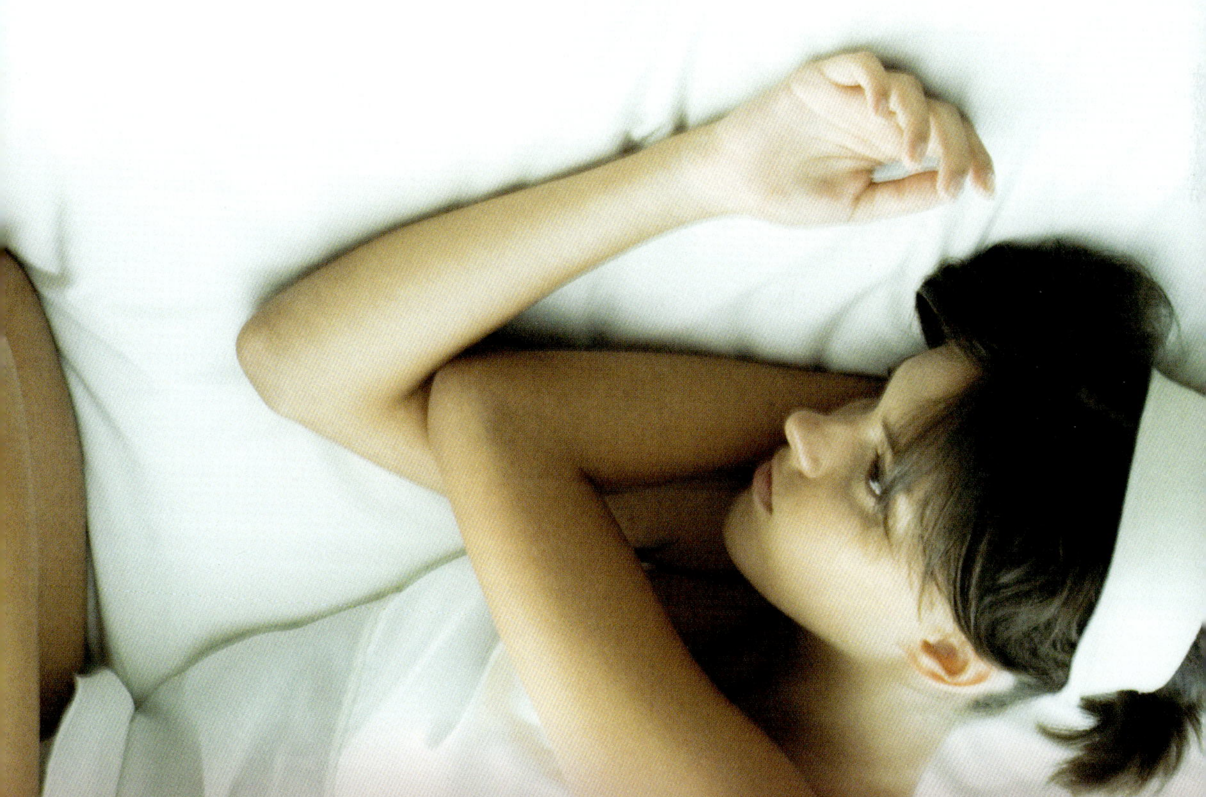

Wie äußert sich das Restless-Legs-Syndrom?

Quälende Missempfindungen

Die Betroffenen berichten über quälende Missempfindungen in den Beinen, häufig auch in den Armen. Die Missempfindungen werden geschildert als Stechen, Ziehen, Brennen, Schmerzen, Spannen, Kribbeln oder auch als Wärmegefühl. Sie werden typischerweise nicht in der Haut wahrgenommen, sondern tief im Inneren der betroffenen Extremitäten.

Auftreten in Ruhesituationen

Die Beschwerden treten auf in Situationen der Ruhe, im Sitzen oder im Liegen, mit Zunahme gegen Abend und in den frühen Stunden der Nacht. Das Maximum liegt häufig zwischen 22:00 und 04:00 Uhr morgens. Doch auch tagsüber können sich die Missempfindungen und der Bewegungsdrang störend auswirken, etwa während einer längeren Autofahrt, einer Flugreise, im Kino oder während eines Konzertbesuches.

Unwiderstehlicher Drang zur Bewegung

Die Missempfindungen und Schmerzen führen zu einem unwiderstehlichen Drang zur Bewegung der betroffenen Extremitäten, zu einem ständigen Impuls, die Muskeln der Beine oder auch der Arme anzuspannen und wieder loszulassen. Damit verbunden ist meist ein starker Drang zum Aufstehen und Umhergehen, um die Beschwerden zumindest vorübergehend zu lindern.

Häufig kommt es zum Auftreten von spontanen und unwillkürlichen, manchmal periodischen Bewegungen der Extremitäten, entweder während der wachen Phasen oder auch während des Schlafes.

Kurzfristige Besserung durch Bewegung

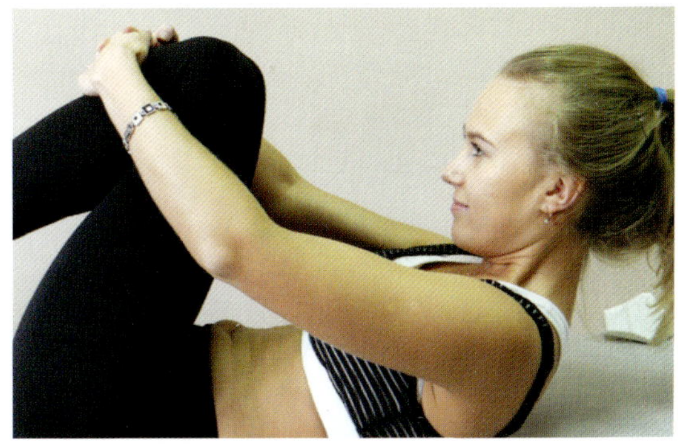

Typischerweise bessern sich diese Missempfindungen durch Bewegung innerhalb weniger Minuten. Umhergehen, Gymnastik, Dehnen, Massieren der Beine oder Radfahren führen zum Nachlassen der Beschwerden, welche allerdings kurze Zeit nach Ende der Bewegung wieder auftreten. Die Betroffenen fühlen sich wie unter dem unkontrollierbaren Zwang stehend, ihre Extremitäten und ihren Körper ständig in Bewegung zu halten. Sie versuchen Situationen zu vermeiden, in denen sie ruhig sitzen müssten, oder sie fühlen sich gezwungen, auf Besuche von Kino und Theater oder auf längere Reisen im Auto oder Flugzeug zu verzichten.

Unangenehme Folgen und Komplikationen

Der ständige unwillkürliche Bewegungsdrang bringt eine Reihe von weiteren Beschwerden mit sich, die in der Folge auftreten und – je nach Stärke der Ausprägung – sehr belastend für die Betroffenen, aber auch deren Angehörige sein können.

Die Ruhelosigkeit in Verbindung mit den Schmerzen führt häufig zu chronischen Schlafstörungen mit Erschöpfung, Energielosigkeit, Tagesmüdigkeit und Einschlafneigung in monotonen Situationen. Hinzu treten oft Depressionen und Ängste, in weiterer Folge können Störungen der Konzentration mit einer Beeinträchtigung des Gedächtnisses auftreten. Dies belastet die sozialen Kontakte, führt häufig zum Rückzug aus der Gemeinschaft. Die ständige Übermüdung in Verbindung mit vermehrter Reizbarkeit belastet häufig sogar die Beziehung und führt manchmal bis zur Trennung. Stressbeding-

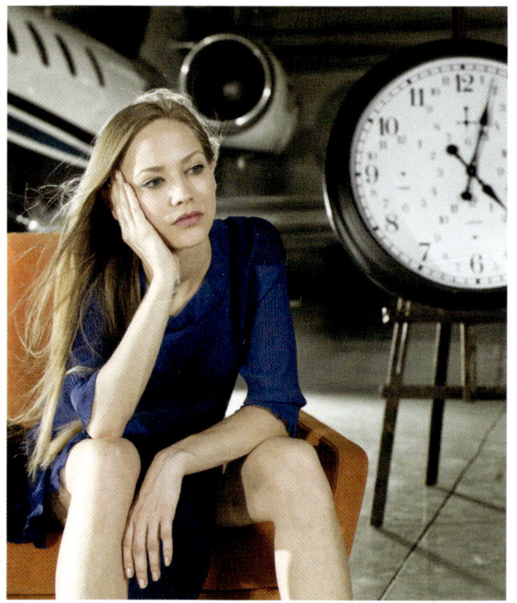

te Erkrankungen wie Kopfschmerzen, Gastritis oder Verdauungsbeschwerden sind nicht selten. Außerdem führt die überschießende Produktion von Stresshormonen zu einem erhöhten Risiko für Herz-Kreislauf-Erkrankungen. Viele beklagen auch einen erheblichen Verlust an Lebensqualität.

Diagnose

Die Diagnose des Restless-Legs-Syndroms ist eine klinische Diagnose, also sie wird gestellt aufgrund der typischen Anamnese des Patienten, das heißt seiner Beschreibung der Symptome und seiner medizinischen Vorgeschichte, des Studiums vorhandener Befunde und der körperlichen Untersuchung. Dies beinhaltet ein gewisses subjektives Element, sodass die neurologischen Fachgesellschaften eine Reihe von Kriterien entwickelt haben, um die Diagnose des RLS auf sichere Beine stellen zu können.

WIE HÄUFIG KOMMT DAS „RESTLESS-LEGS-SYNDROM“ VOR?

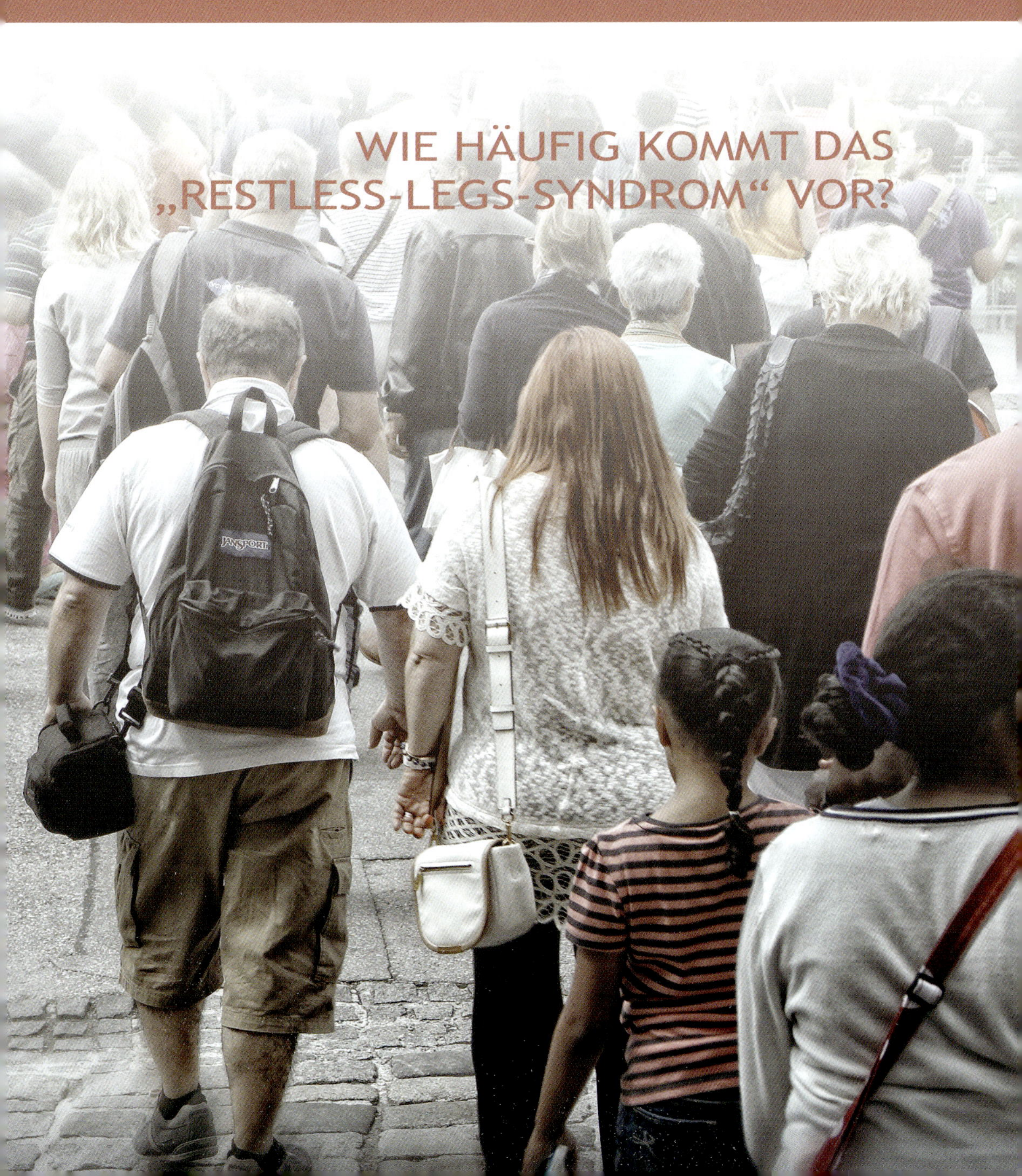

Wie häufig kommt das Restless-Legs-Syndrom vor?

Das Restless-Legs-Syndrom zählt zu den häufigsten neurologischen Erkrankungen überhaupt. Aktuelle Schätzungen gehen davon aus, dass 5 bis 10 % (teilweise sogar bis zu 15 %) der mitteleuropäischen Bevölkerung im Laufe ihres Lebens daran leiden. Das entspricht in Deutschland einer Zahl von zumindest 4 Millionen Erkrankten, in Österreich 400.000. Frauen über 35 Jahre erkranken etwa doppelt so häufig wie Männer an einem RLS.

Im Rahmen einer allgemeinen Befragung in den Vereinigten Staaten von Amerika gaben etwa 2 bis 3 % der Menschen an, mindestens zweimal pro Woche beeinträchtigende Symptome des RLS zu verspüren. Etwa 1 % der Bevölkerung fühlt sich laut einer aktuellen Studie durch das RLS erheblich beeinträchtigt in der Lebensqualität.

Ca. 60 % der Erkrankten weisen mindestens einen Verwandten ersten Grades auf, der ebenfalls daran leidet: Bei der familiären, also der genetisch bedingten (sogenannten idiopathischen) Form des RLS treten die Symptome früher auf, die Krankheit verläuft dabei allerdings meist langsamer.

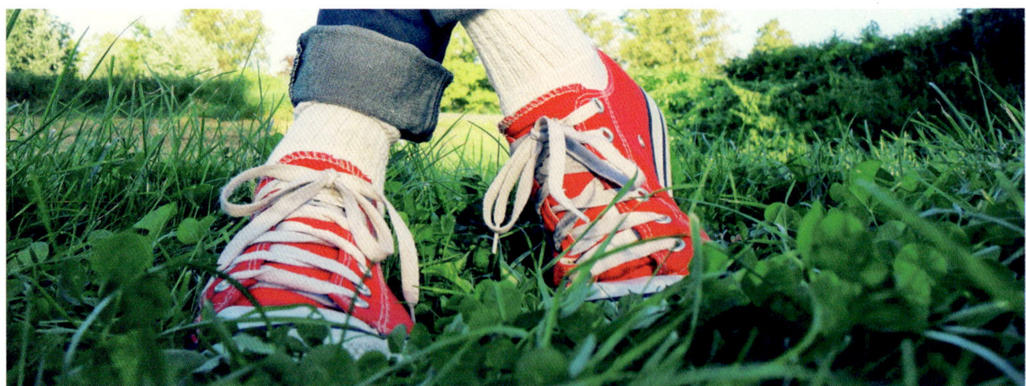

VERLAUF

Verlauf

Das Restless-Legs-Syndrom beginnt manchmal schon im Kindesalter. Oft hören die Symptome dann auf, um etwa zwischen dem 30. und 40. Lebensjahr wiederzukehren. In dieses Alter fällt häufig überhaupt die Erstmanifestation der Beschwerden. Die Zahl der Betroffenen nimmt mit dem Alter zu. Das erblich bedingte primäre Restless-Legs-Syndrom tritt meist in jüngeren Jahren auf als die sekundären Formen, welche als Folge einer anderen Krankheit vorkommen.

Intensitätsschwankungen

Die Beschwerden müssen nicht immer gleich stark sein. Phasen mit stärkeren Symptomen wechseln häufig mit Perioden ab, in denen keine oder nur wenige vorhanden sind. Manchmal herrscht über Jahre Beschwerdefreiheit. Danach muss sich auch die Therapie richten. Es kann passieren, dass selbst nach langen symptomfreien Perioden eine zwangsweise Immobilisierung wieder zum Auftreten der Erkrankung führt. Dies geschieht besonders häufig nach orthopädischen Eingriffen, wie der Implantation einer Kniegelenks- oder Hüftgelenksprothese.

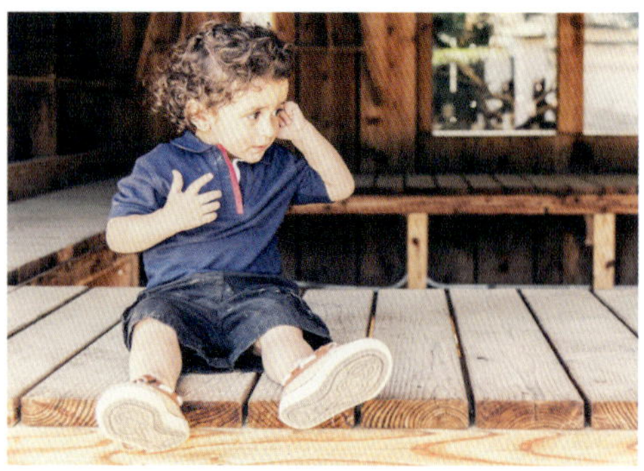

Restless Legs im Kindesalter

Treten die Symptome im Kindesalter auf, besteht die Gefahr, dass diese verkannt und die betroffenen Kinder zum „Zappelphilipp" erklärt werden oder dass man fälschlich ein Hyperaktivitätssyndrom oder Wachstumsschmerzen diagnostiziert. Ein Restless-Legs-Syndrom im Schulalter sollte nicht übersehen werden: Die damit verbundenen Schlafstörungen und die Schwierigkeiten, ruhig zu sitzen, können sich negativ auf die schulischen Leistungen auswirken.

Leichtere Verlaufsformen

Es gibt leichtere Verlaufsformen, bei denen die Betroffenen ohne oder großteils ohne eine medikamentöse Therapie auskommen. Bei schwereren Verläufen ist häufig die tägliche Einnahme von Medikamenten oder sogar eine Kombinationstherapie erforderlich.

Das RLS beginnt im Allgemeinen in den Beinen, kann sich im weiteren Verlauf dann aber auch auf die Arme ausbreiten. Sehr selten werden auch ähnliche Beschwerden im Gesicht oder im Genitalbereich von Frauen geschildert.

Augmentation

Manchmal nehmen die Symptome unter der medikamentösen Therapie mit L-Dopa oder den Dopaminagonisten zu. Dafür gibt es zwei unterschiedliche Ursachen:

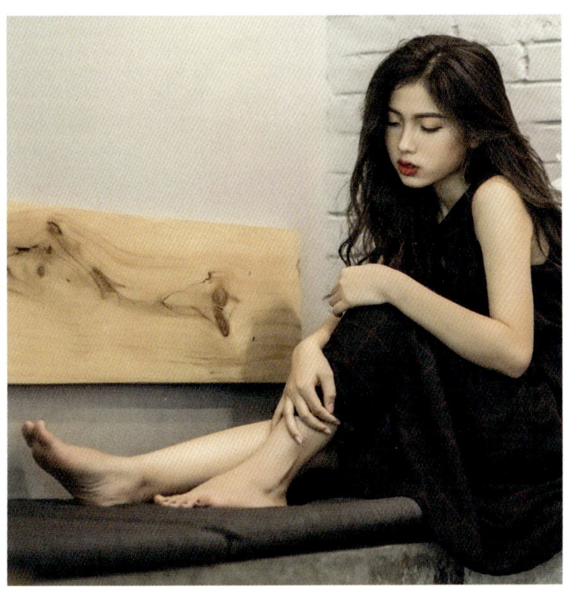

Erstens könnte ganz einfach die Symptomatik an sich schwerer geworden und demzufolge die Dosierung der Medikamente zu niedrig sein. In dem Fall gilt es, die Dosis der Einnahme anzupassen.

Zweitens aber könnte die Zunahme der Symptome einer Nebenwirkung der Medikamente selbst entsprechen: Wir sprechen von Augmentation, wenn die dopaminerge Therapie paradoxerweise selbst die RLS-Symptome verschlechtert. In diesem Fall sollten Sie den Rat eines mit dieser Erkrankung vertrauten Arztes einholen. Er wird die Dosis der Medikamente reduzieren oder überhaupt auf eine andere Wirksubstanz umstellen.

Prognose

Es ist wichtig zu wissen, dass sich das Syndrom der ruhelosen Beine zwar sehr unangenehm äußert, aber die Lebenserwartung nicht direkt vermindert.

Allerdings gibt es Ausnahmen: Der Dauerstress und die ständige Schlaflosigkeit erhöhen bei Patienten mit entsprechenden Vorgeschichten die Risikofaktoren für Gefäß- und Herz-Kreislauf-Erkrankungen.

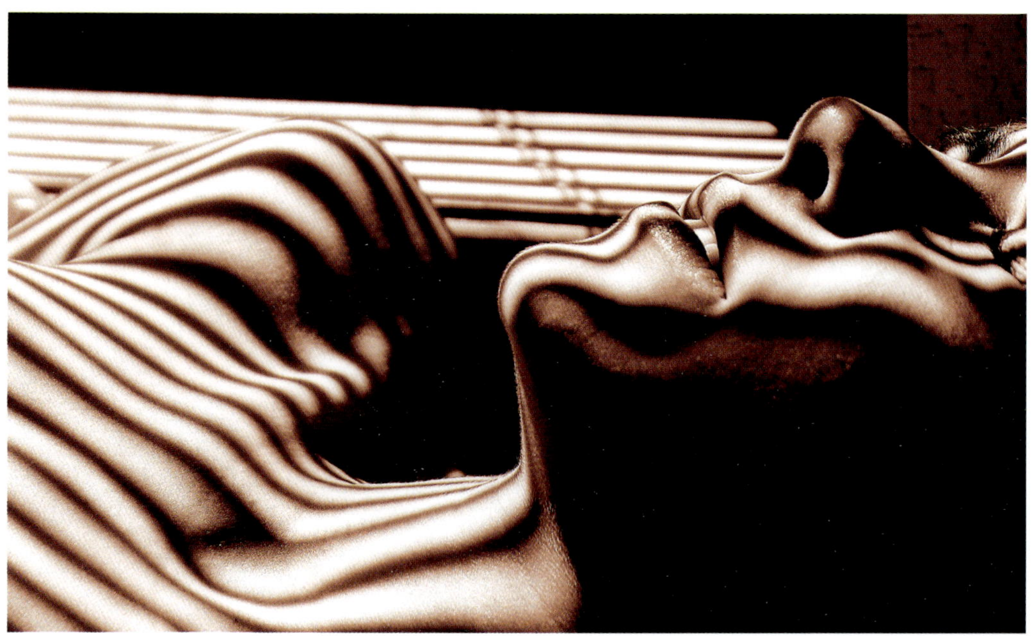

Die Ausschüttung der Stresshormone Adrenalin und Cortisol lässt den Blutdruck, die Blutfette und den Blutzucker ansteigen. Darüber hinaus führt kompensatorisches Essen zu Übergewicht, die chronische Energielosigkeit verleitet zu Bewegungsmangel und die stark vermehrte Nervosität erhöht mitunter den Nikotinkonsum.

Wissenschaftliche Studien belegen außerdem, dass jahrelange Schlaflosigkeit mit einem erhöhten Sterberisiko verbunden ist. Das RLS sollte also keinesfalls auf die leichte Schulter genommen werden.

Wie wirkt sich das RLS auf das tägliche Leben aus?

Die typischen Beschwerden des Restless-Legs-Syndroms, nämlich die schmerzhaften Gefühlsstörungen in den Beinen und nicht selten auch in den Armen, verbunden mit dem unwiderstehlichen Drang, sich zu bewegen, führen bei den Betroffenen zu einer nicht unerheblichen Beeinträchtigung der Lebensqualität. Leider bleibt es häufig aber nicht dabei, eine ganze Reihe weiterer Komplikationen kann den Alltag erschweren.

Die massive Unruhe der Extremitäten verschlechtert oft die Nachtruhe und führt sehr häufig zu Ein- und Durchschlafstörungen mit oftmaligem nächtlichen Aufwachen und periodischen Bewegungen der Beine während des Schlafens. Dies führt in weiterer Folge zu erheblicher Tagesmüdigkeit mit Einschlafneigung in monotonen Situationen, zu Erschöpfung und Energielosigkeit und nicht zuletzt starker Verminderung der Leistungsfähigkeit mit Erhöhung der Unfallgefahr. Schließlich können sogar psychische Veränderungen auftreten, wie Depressionen und Selbstmordgedanken oder starke Ängste, Beeinträchtigungen von Konzentration und Gedächtnis. Die fehlende Möglichkeit, sich zu erholen, belastet oft die Partnerschaft erheblich, manchmal bis zur Trennung. Außerdem führt sie nicht selten zum Rückzug aus den sozialen Beziehungen.

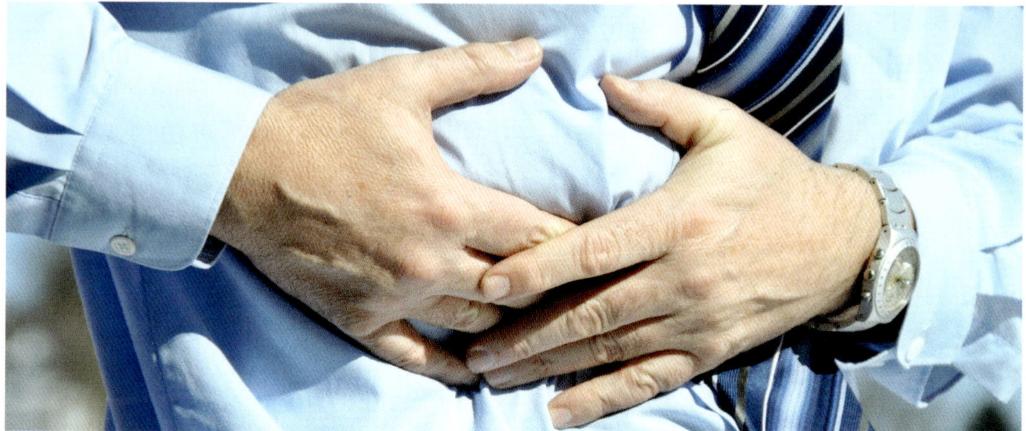

Zusätzlich können vermehrt körperliche Beschwerden auftreten, wie Kopfschmerzen, Entzündung der Magenschleimhaut oder Störungen der Verdauung. Außerdem führt der Dauerstress zu einem erhöhten Risiko für Herz-Kreislauf-Erkrankungen und Schlaganfall. Jedenfalls wird die Lebensqualität durch das Restless-Legs-Syndrom häufig schwer in Mitleidenschaft gezogen.

SCHLAF

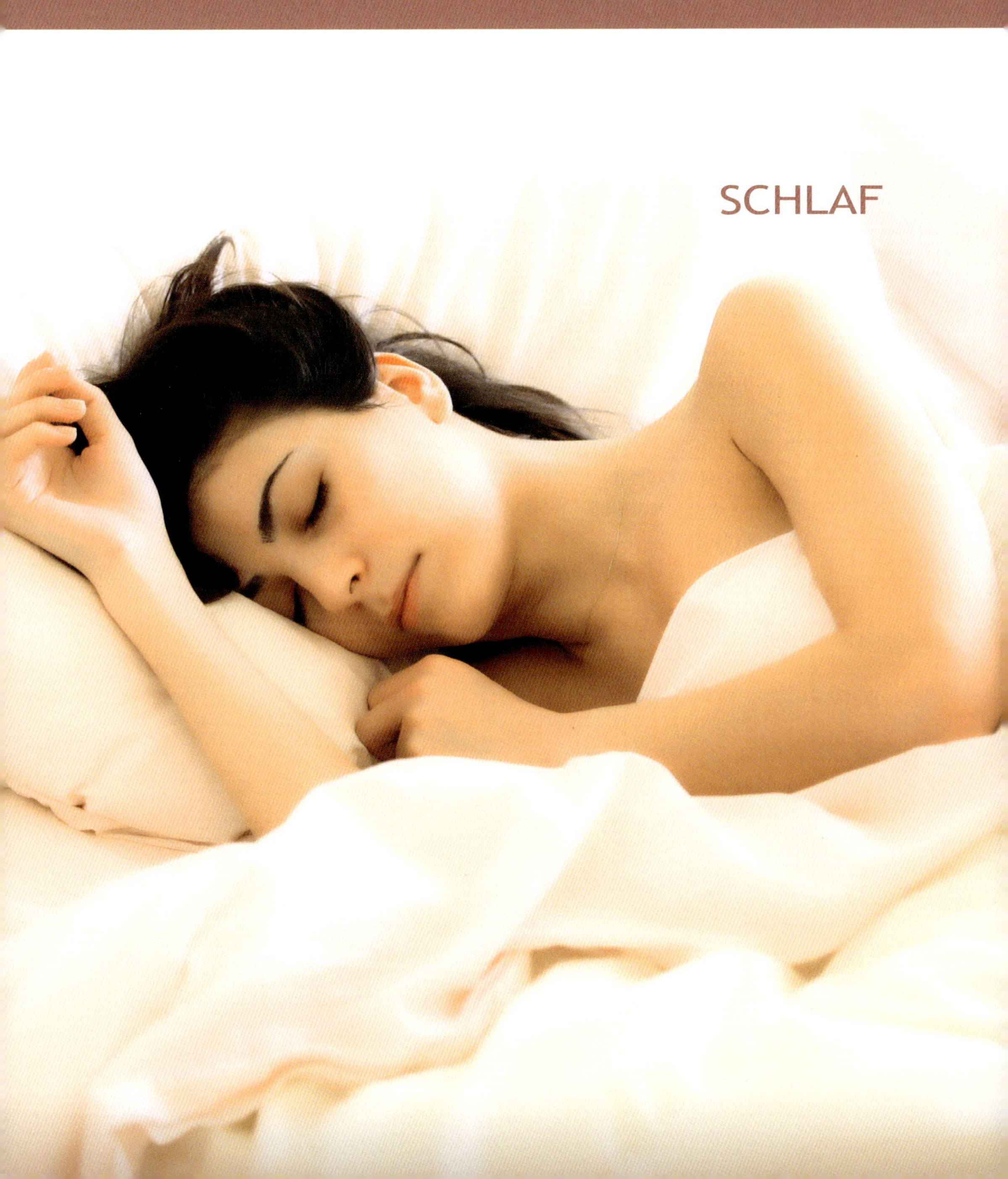

Schlaf

Warum schlafen wir?

Schlaf ist für uns Menschen lebensnotwendig. Wichtige Mechanismen der Regeneration des Gehirns und des gesamten Organismus laufen in dieser Zeit ab. Insbesondere für das Gedächtnis ist ausreichende Nachtruhe notwendig. Wenn ein Mensch längere Zeit nicht gut schläft, so macht sich dies bemerkbar durch innere Unruhe, Erschöpfung, Energielosigkeit, Verschlechterung der Stimmungslage bis hin zur Depression sowie Störungen des Gedächtnisses und der Konzentration. Schlafentzug wurde in der Geschichte der Menschheit immer wieder als Foltermethode eingesetzt. Berichte aus der Antike belegen, dass er bis zum Tode führen konnte. Menschen, die an chronischen Schlafstörungen leiden, empfinden dies auch so, als würden sie unter Folter stehen.

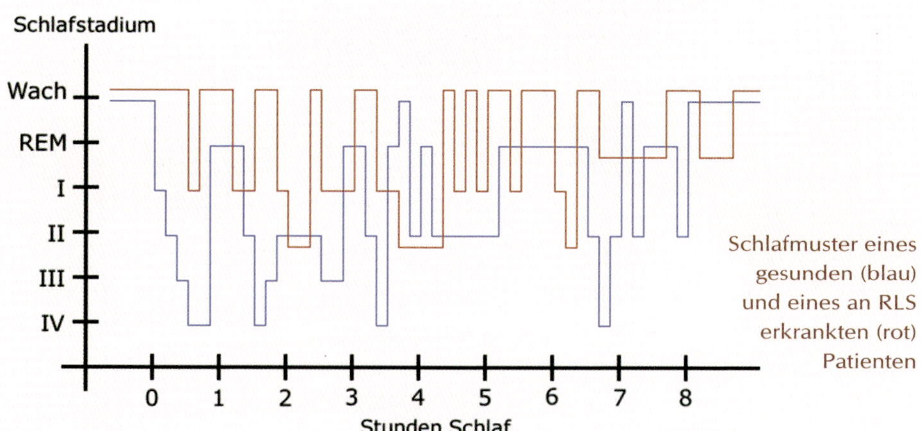

Schlafmuster eines gesunden (blau) und eines an RLS erkrankten (rot) Patienten

Wie verläuft der Schlaf?

Der Schlaf verläuft bei allen Menschen nach demselben Muster, die Schlafforschung spricht hier von der Architektur des Schlafes. Auf eine Phase des leichten Schlafes (Schlafstadium eins und zwei) folgt der Tiefschlaf. Der Tiefschlaf geht über in den REM-Schlaf, ein leichterer Schlaf, der mit lebhaften Träumen verbunden ist. REM bedeutet „Rapid Eye Movements", in dieser Phase lassen sich schnelle Bewegungen der Augen feststellen, der Rest der Muskulatur ist jedoch blockiert, so dass der Träumende trotz der Traumbilder ruhig liegen bleibt. Dieses Muster wird jede Nacht mehrere Male durchlaufen. Wenn es durch irgendeinen äußeren Einfluss gestört wird, dann fühlt man sich morgens nicht ausgeschlafen.

Wie wirkt sich das Restless-Legs-Syndrom auf das Schlafmuster aus?

Das Restless-Legs-Syndrom beeinträchtigt das gesunde Schlafmuster. Ein- und Durchschlafen wird stark gestört. Häufiges Aufwachen wirkt wie eine Qual. Die für die Regeneration und Entspannung so wichtigen Phasen des Tiefschlafes nehmen ab an Zahl und Länge. Der Erholungswert des Schlafes vermindert sich massiv.

Was sind periodische Beinbewegungen während des Schlafes?

Periodische Beinbewegungen während des Schlafes (PLMS – Periodic Limb Movement Disorder) gelten als eigenständige Erkrankung. Die unwillkürlichen und wiederholt auftretenden Bewegungen führen zu kurzen Impulsen des Weckens, wir nennen sie in der Fachsprache „arousals". Meist wachen die Betroffenen dabei nicht gänzlich auf. Das Schlafmuster wird dadurch jedoch entscheidend gestört, die Dauer des Tiefschlafes vermindert sich und der Schlaf wird insgesamt leichter. Solche PLMS kommen gehäuft vor bei Patienten mit einem Restless-Legs-Syndrom.

Mit welchen Methoden lässt sich das Schlafmuster untersuchen?

Beim Auftreten von Schlafstörungen ist in vielen Fällen eine genauere Analyse des individuellen Schlafmusters notwendig. Dies insbesondere dann, wenn der Verdacht auf eine schlafbezogene Atemstörung besteht, zum Beispiel das obstruktive Schlafapnoe-Syndrom. Die nächtlichen Atemaussetzer führen zu einem Abfall der Sauerstoffsättigung des Blutes, steigern den Blutdruck, stören das Schlafmuster und erhöhen somit das Risiko für Herzinfarkt oder Schlaganfall. Aber auch ein Restless-Legs-Syndrom lässt sich identifizieren, insbesondere wenn die Symptome der Betroffenen nicht ganz eindeutig vorhanden sind.

Bei der Polysomnographie wird der Patient für eine oder mehrere Nächte im Schlaflabor untersucht. Mittels Messfühlern, welche auf die Hautoberfläche geklebt werden, lassen sich die verschiedenen Parameter für einen gesunden Schlaf messen: Die Ableitung der Hirnströme von der Oberfläche des Schädels erlaubt die genaue Untersuchung des Schlafmusters mit Schlaftiefe und Schlafphasen. Elektroden an den Unterschenkeln messen die Bewegungen der Beine. Weitere Werte, die untersucht werden, sind die Atmung, die Herzfrequenz und der Sauerstoffgehalt des Blutes. Eine Videokamera zeichnet die Bewegungen des Körpers auf.

Die Ergebnisse dieser Untersuchung werden dann von Schlafspezialisten ausgewertet und erlauben eine genaue Diagnose der Ursache einer Schlafstörung. Beim Restless-Legs-Syndrom zeigen sich dabei, wie zu erwarten, die vermehrten Bewegungen der Beine sowie die veränderte Schlafarchitektur mit Störung des Tiefschlafes und der REM-Phasen. Die exakte Diagnose ist notwendig, um dann die richtige Therapie einleiten zu können.

WAS SIND DIE URSACHEN DES RESTLESS-LEGS-SYNDROMS?

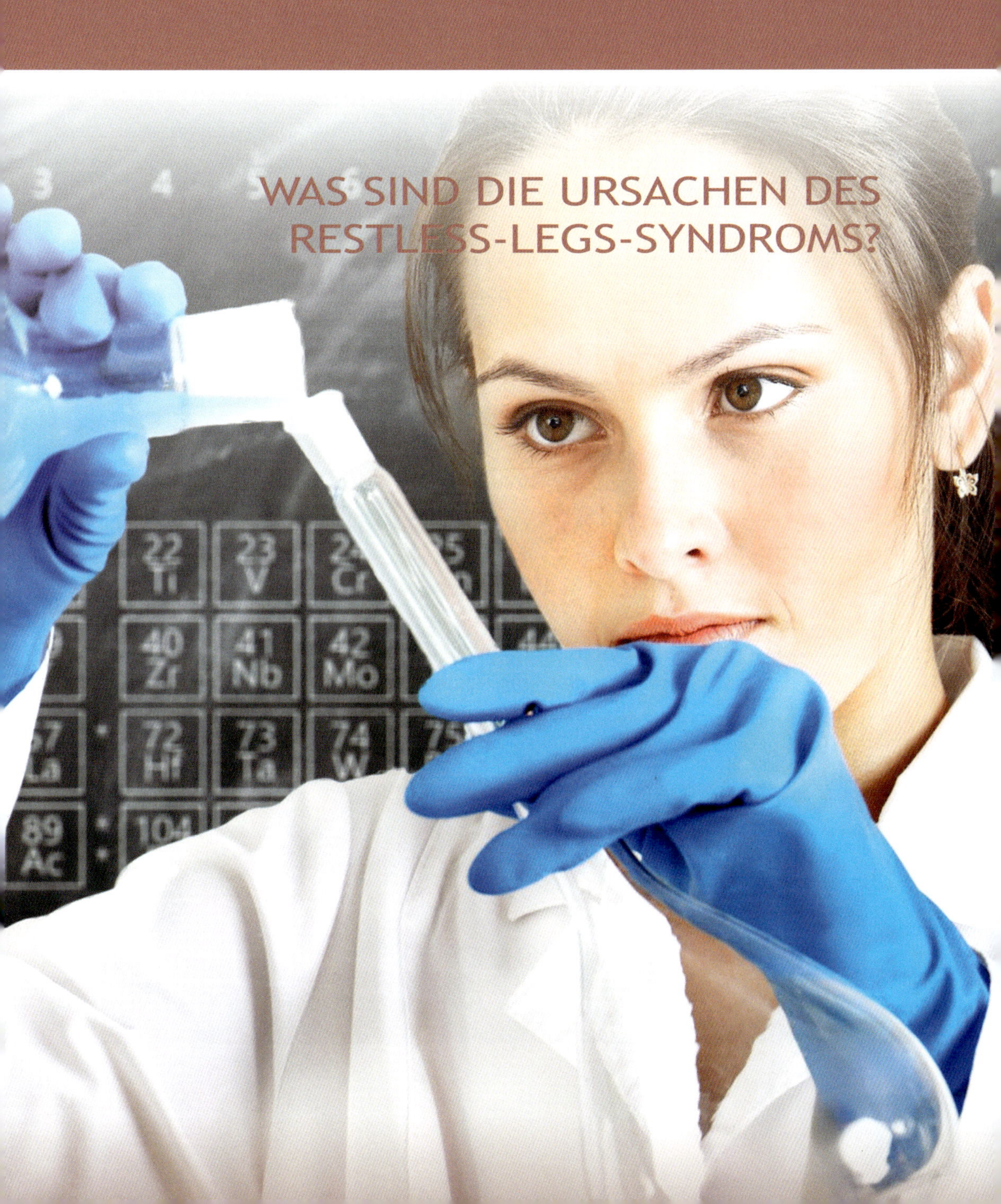

Was sind die Ursachen des Restless-Legs-Syndroms?

Die Ursachen des Restless-Legs-Syndroms lassen sich in zwei Gruppen einteilen: Einerseits das sogenannte primäre Restless-Legs-Syndrom, welches in erster Linie genetisch bedingt ist und die häufigere Form darstellt. Die Anlage dazu wird von einer Generation auf die nächste vererbt. Andererseits die Gruppe der sogenannten sekundären Restless-Legs-Syndrome, welche Folge einer zugrundeliegenden anderen Erkrankung sind.

Primäres Restless-Legs-Syndrom

Die genaue Ursache des primären Restless-Legs-Syndroms ist noch weitgehend unklar. Mehrere Hypothesen werden derzeit diskutiert. Dieses sogenannte „idiopathische" Restless-Legs-Syndrom (idiopathisch bedeutet, dass der Weg der Entstehung noch nicht bekannt ist) dürfte genetisch bedingt sein, denn es tritt in manchen Familien vermehrt auf: Für bis zu 60 % der Fälle lässt sich eine familiäre Häufung nachweisen.

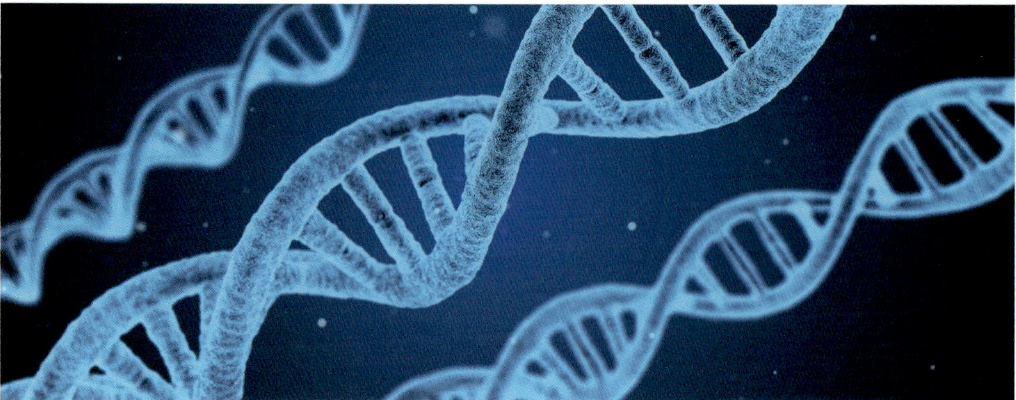

Genetik

Bisher ließ sich eine Reihe von Genen nachweisen, deren Vorhandensein sich mit dem Auftreten des RLS assoziieren lässt. Diese sorgen unter anderem für das Wachstum von Axonen, die Bildung von Synapsen und die Differenzierung von Nervenzellen.

Die Forschung geht heute davon aus, dass verschiedene Gene in Kombination zur Entstehung des RLS beitragen. Je mehr betroffene Gene in einem Organismus vorkommen, desto weniger Umweltfaktoren sind notwendig, damit ein RLS entsteht. Umgekehrt gilt, dass wenn weniger Gene betroffen sind, zusätzliche auslösende Faktoren ins Spiel kommen müssen.

Dopamin

Dopamin dient als Botenstoff (Neurotransmitter) zwischen Nervenzellen und besitzt eine Reihe von Funktionen im Nervensystem. Es reguliert unter anderem die Wachheit, die Motorik und das Belohnungssystem im Gehirn. Dieser Botenstoff wird an den dopaminergen Synapsen von Nervenzellen freigesetzt und dockt dann an die Dopaminrezeptoren der folgenden Nervenzellen an. Dopamin besitzt – je nach Art der Rezeptoren und Nervenzellen – eine aktivierende oder hemmende (inhibitorische) Wirkung auf Neuronen. Das bedeutet nicht zuletzt, dass ein Mangel an Dopamin zu einer verstärkten Aktivität der nachgeschalteten Nervenzelle führen kann, was wiederum eine erhöhte Erregbarkeit von Nervenzellen mit entsprechenden Missempfindungen an den betroffenen Extremitäten erklären könnte.

Die Wissenschaft vermutet eine zentrale Störung des Stoffwechsels von Dopamin und Eisen im Hirnstamm als Ursache. Dafür spricht die Wirksamkeit der Behandlung mit L-Dopa, welches im zentralen Nervensystem selbst seine Wirkung entfaltet.

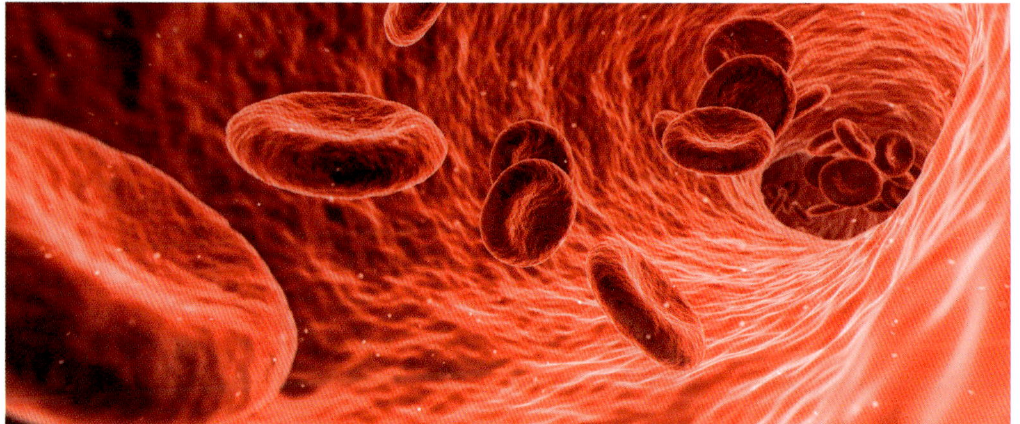

Durchblutung der Extremitäten

Neuere Untersuchungen weisen darauf hin, dass beim RLS eine Störung der Mikrozirkulation in den Extremitäten vorliegen könnte. Das heißt, die Durchblutung der Muskulatur durch die kleinen und kleinsten Blutgefäße dürfte herabgesetzt sein. Der in den Beinen gemessene Partialdruck von Sauerstoff war bei diesen Untersuchungen an Patienten vermindert und ließ sich durch die Gabe von Dopaminagonisten bessern. Damit wäre ein lokaler Sauerstoffmangel in der Muskulatur verantwortlich für die Symptome. Warum die Mikrozirkulation verändert ist, nämlich als Ursache oder Folge eines veränderten Dopaminstoffwechsels im Gehirn, muss erst noch geklärt werden.

Sekundäres Restless-Legs-Syndrom

Wir Ärzte sprechen von einem sekundären Restless-Legs-Syndrom, wenn sich eine von verschiedenen Ursachen dafür feststellen lässt. Es handelt sich in diesem Fall um ein symptomatisches Restless-Legs-Syndrom, da es die Folge einer zugrundeliegenden Erkrankung oder Veränderung darstellt. Daher sollten in jedem Fall eine ausführliche Erhebung der Beschwerden, der medizinischen Vorgeschichte und eine sorgfältige körperliche Durchuntersuchung zusammen mit einer Blutabnahme durchgeführt werden. Diese sekundären Formen der Erkrankung lassen sich nämlich teilweise gut behandeln. Wir werden auf die möglichen Ursachen in der Folge noch ausführlich eingehen. Sie reichen von Mangelzuständen, wie Eisen- und Folsäuremangel, über die Nebenwirkungen von bestimmten Medikamenten, insbesondere diversen Psychopharmaka, über eine Schädigung der langen Nervenbahnen in den Beinen und Armen bis hin zu einer eingeschränkten Nierenfunktion. Auch während einer Schwangerschaft treten nicht selten die Symptome eines Restless-Legs-Syndroms auf oder verstärken sich, wenn es schon vorher vorhanden war. Außerdem können auch hormonelle Störungen, wie etwa der Mangel an Progesteron, ein Restless-Legs-Syndrom verursachen.

Eisenmangel

Der Mangel an Eisen bedingt nicht selten ein sekundäres Restless-Legs-Syndrom. Daher sollte jeder RLS-Patient auf Eisenmangel untersucht werden. Dafür reicht eine einfache Blutabnahme aus, bei der folgende Werte zu bestimmen sind: der Spiegel von freiem Eisen im Serum, das Eisen speichernde Protein Ferritin und häufig auch das Eisentransportprotein Transferrin.

Bei einem leichten oder latenten Eisenmangel bleibt der Wert von freiem Eisen lange noch im Normbereich. Die Eisenspeicher entleeren sich jedoch bei längerem Eisenmangel. Der Ferritin-Wert im Blut sinkt dann. Unter einer Höhe von 50 Mikrogramm pro Liter sollte unbedingt Eisen in Form von Tabletten über mehrere Wochen zugeführt werden, bis sich der Wert wieder erholt hat. Dann verschwinden in der Regel auch die RLS-Beschwerden.

Ein niedriger Eisenspiegel tritt häufig auf, es gibt eine Reihe von Ursachen dafür. Bei Frauen kommt ein Eisenmangel öfter vor: Bei der Menstruation geht mit dem monatlichen Blutverlust regelmäßig Eisen verloren.

Chronische Blutungen im Magen, zum Beispiel im Rahmen von Magengeschwüren, oder im Darm, zum Beispiel beim Vorliegen von Tumoren, führen ebenfalls nicht selten zu einem Eisenmangel. Dazu kommen einseitige Ernährungsgewohnheiten, wie bei einer streng vegetarischen Ernährung oder sonstige Formen der Mangelernährung, Störungen der Eisenaufnahme im Darm, häufiges Blutspenden oder eine Nierenschwäche. Hochleistungssportler haben einen höheren Bedarf an Eisenzufuhr.

Folsäuremangel

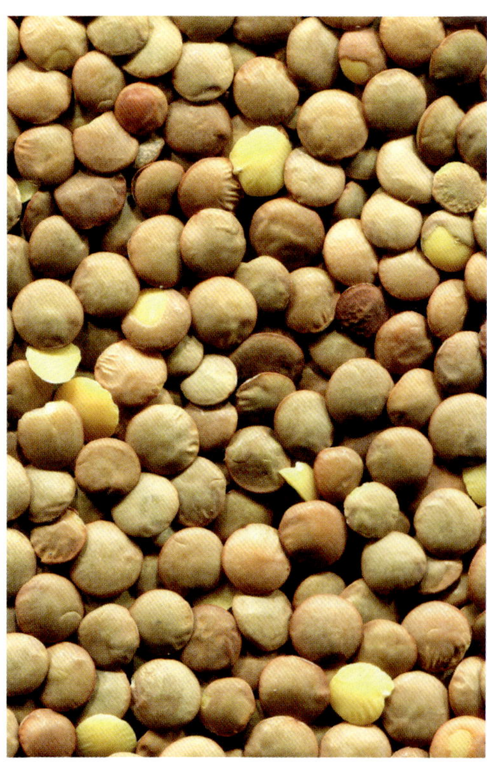

Folsäure (von lateinisch „folium" – Blatt) zählt zu den lebenswichtigen Vitaminen (Vitamin B_9). Es ist wasserlöslich. Der menschliche Körper vermag es nicht zu speichern. Daher kann ein Mangel unter verschiedenen Umständen recht schnell eintreten. Man geht davon aus, dass bis zu 90 % der Einwohner in unseren Breiten einen Mangel an Folsäure aufweisen.

Folsäure ist enthalten in tierischen Produkten, insbesondere in Rindfleisch, Leber und Eidotter, aber auch in Hülsenfrüchten, vor allem in Linsen und frischem Gemüse, wie z.B. Spinat. Sie wird teilweise durch Kochen zerstört. Der tägliche Bedarf liegt bei 200 μg pro Tag. Ein Mangel an Folsäure entsteht entweder durch zu geringe Zufuhr, also einseitige Ernährung, durch Störungen der Aufnahme an der Dünndarmschleimhaut, durch

Einnahme bestimmter Medikamente (z.B. Zytostatika oder einige Antiepileptika) oder durch erhöhten Bedarf, wie z.B. intensive körperliche Belastung und chronischer Stress.

Das Vitamin ist wichtig für das Zellwachstum, die Bildung des Blutes, die Regeneration der Nerven und Nervenhüllen, für das Immunsystem und den Schutz vor Herz-Kreislauf-Erkrankungen. Ein Mangel an Folsäure kann unter anderem zu einer Blutarmut (Anämie), Störungen des Nervensystems (wie eine Polyneuropathie) oder zu Depressionen führen. Der Folsäuremangel zählt zu den möglichen Ursachen des Restless-Legs-Syndroms. Der Folsäurespiegel sollte zwischen 4 und 20 ng/ml im Serum des Blutes liegen. Ob ein Mangel vorliegt, kann eine einfache Blutuntersuchung klären. Im Bedarfsfall lässt sich das Vitamin leicht substituieren.

Polyneuropathie

Unter einer Polyneuropathie (griechisch: *Poly* viele, *neuro* Nerven, *pathie* Schädigung) verstehen wir eine Erkrankung der langen Nervenbahnen im Körper. Dabei sind entweder nur die Nervenhüllen, die Nervenfasern selbst oder beide Strukturen betroffen. Durch die erschwerte Nervenleitung kommt es zu Störungen der Wahrnehmung von Haut, Muskulatur, Bindegewebe oder der inneren Organe.

Typische Symptome einer Polyneuropathie sind Taubheitsgefühle, zum Beispiel der Füße, oder auch Missempfindungen wie Kribbeln, Elektrisieren und Brennen der Extremitäten. Eine Polyneuropathie kann aber auch zu den Beschwerden eines Restless-Legs-Syndroms führen.

Wir kennen an die 200 verschiedene Ursachen für eine Polyneuropathie, zu den häufigsten zählen Diabetes und übermäßiger Genuss von Alkohol, aber auch Nährstoffmangel, Vergiftungen mit Schwermetallen, eine Borrelieninfektion, Erbkrankheiten oder eine Nierenschwäche.

Eine Polyneuropathie lässt sich nachweisen im Rahmen einer neurologischen Durchuntersuchung und einer zusätzlichen Messung der Nervenleitgeschwindigkeit (NLG).

Hormonelle Veränderungen

Es gibt deutliche Hinweise darauf, dass bestimmte Hormone an der Entstehung des Restless-Legs-Syndroms beteiligt sind.

Schilddrüsenunterfunktion

Insbesondere an eine Schilddrüsenunterfunktion sollte bei der Durchuntersuchung gedacht werden, denn auch ein Mangel an Schilddrüsenhormonen verursacht manchmal das Auftreten eines symptomatischen Restless-Legs-Syndroms. Allerdings kann auch die Einnahme von Schilddrüsenhormonen, insbesondere bei zu hoher Dosierung, Bewegungsdrang mit unruhigen Beinen auslösen.

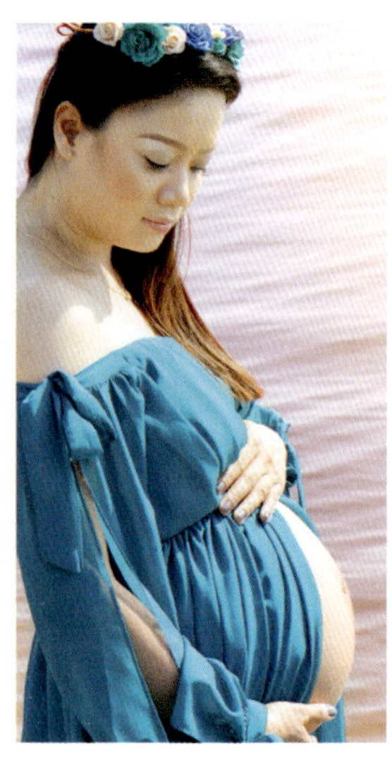

Schwangerschaft

Die hormonellen Veränderungen während der Schwangerschaft führen häufig zum Auftreten oder zur Zunahme von Restless-Legs-Beschwerden. Manche Frauen leiden nur während der Schwangerschaft am Restless-Legs-Syndrom.

Bei etwa einem Drittel aller Schwangeren kommt es zu mehr oder weniger stark ausgeprägten Symptomen eines Restless-Legs-Syndroms. Diese stören beim Stillen, beeinträchtigen die so notwendige Erholung und vermindern auch den Tiefschlaf.

In der Frühschwangerschaft benötigt der Organismus mehr Eisen und Folsäure, was die entsprechenden Speicher der Frau leeren kann. Im dritten Trimenon, also dem letzten

Drittel der Schwangerschaft, sind die Symptome meist am stärksten ausgeprägt. Dann sinkt nachweislich häufig der Spiegel von Ferritin, dem Speichereisen im Serum. Zudem steigen die Werte der Hormone Östradiol, Progesteron und Prolactin auf ihre höchsten Stufen an. Die Beschwerden hören mit dem Ende der Schwangerschaft in der Regel wieder auf.

Frauen, die ein oder mehrere Kinder geboren haben, weisen ein deutlich höheres Risiko auf, am RLS zu erkranken. Die Häufigkeit und Intensität des Auftretens eines RLS steigt mit der Anzahl der von einer Frau zur Welt gebrachten Kinder. Frauen, die kein Kind geboren haben, weisen die gleiche Erkrankungshäufigkeit auf wie Männer.

Der Einsatz der sonst gut wirksamen Medikamente muss wegen der möglichen Einflüsse auf das ungeborene Kind während einer Schwangerschaft sehr genau hinterfragt werden. Daher ist hier eine besonders gründliche Diagnostik notwendig. Bei zu niedrigem Spiegel oder auch entleertem Speicher von Eisen im Körper hilft die Einnahme eines Eisenpräparates. Die Substitution von Folsäure während der Schwangerschaft wird routinemäßig gynäkologisch empfohlen. In leichteren Fällen gilt es, zur Linderung der Symptome auf die bewährten Hausmittel zurückzugreifen, um keine oder zumindest möglichst wenig Tabletten einnehmen zu müssen.

Es gibt keine kontrollierten Studien zur Verabreichung von Medikamenten beim Auftreten des RLS während der Schwangerschaft. Die Verabreichung von L-Dopa während der Schwangerschaft und Stillzeit ist kontraindiziert. Überhaupt sollte die Indikation zur Medikation während dieser Zeit streng gestellt werden. Wenn eine schwere Symptomatik vorliegt, dann werden manchmal Opiate oder Benzodiazepine angewendet. Es muss dabei allerdings beachtet werden, dass diese beiden Substanzgruppen beim Neugeborenen direkt im Anschluss an die Geburt zu einer Atemdepression führen können. Benzodiazepine dürfen während der Stillzeit aus diesem Grund nicht angewendet werden.

Ursachen eines sekundären Restless-Legs-Syndroms

Mangelzustände

- Eisenmangel
- Folsäuremangel

Polyneuropathie

Hormonelle Veränderungen

- Schilddrüsenunterfunktion

Schwangerschaft

Medikamente (u.a.)

- Antidepressiva
- Phasenprophylaktika (Medikamente gegen manische/depressive Phasen)
- Mittel gegen Erbrechen (Antiemetika)

Niereninsuffizienz

- Urämie (Harnvergiftung)

Medikamente

Im Rahmen der Abklärung eines RLS sollten die eingenommenen Medikamente gründlich überprüft werden. Bei einigen kann nämlich als Nebenwirkung eine Restless-Legs-Symptomatik auftreten oder sich ein vorhandenes Restless-Legs-Syndrom verschlechtern. In dem Fall führt das Absetzen der entsprechenden Substanz zu einer raschen Besserung der Beschwerden.

Medikamente, die RLS auslösen oder verschlechtern

(Tabelle zitiert, modifiziert nach den aktuellen Richtlinien der Deutschen Gesellschaft für Neurologie)

Antidepressiva
- SSRI (Citalopram, Escitalopram, Sertralin, Fluoxetin, Paroxetin)
- SNRI (Duloxetin, Venlafaxin)
- Trizyklische Antidepressiva (Amitryptilin)
- Mirtazapin, Mianserin

Phasenprophylaktikum (bei manisch-depressiver Erkrankung)
- Lithium

Antiemetikum (Mittel gegen Erbrechen)
- Metoclopramid

Antipsychotika
- Haloperidol
- Clozapin
- Olanzapin
- Quetiapin
- Risperidon

Hormone
- L-Thyroxin
- Östrogen

Cholesterinsenker
- Simvastatin (Muskelkrämpfe, Periodische Beinbewegungen)

Antiepileptika
- Phenytoin
- Methsuximid

Modulator des Immunsystems
- Interferon-alpha

Antihistaminikum
- Cimetidin

Calcium-Antagonist
- Flunarizin

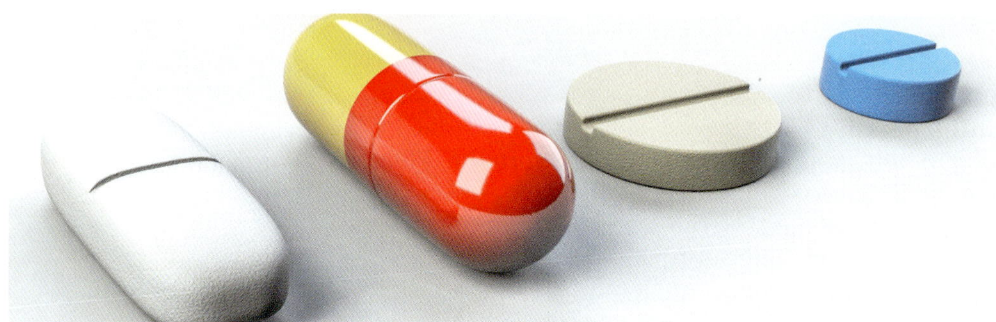

An erster Stelle müssen hier einige häufig verabreichte Antidepressiva genannt werden, die sich auf den Serotonin- und Noradrenalinspiegel im Gehirn auswirken, also Medikamente, die die Wiederaufnahme von Serotonin in die Nervenzellen hemmen, wie zum Beispiel Citalopram, Escitalopram, Sertralin, Fluoxetin und Paroxetin. Außerdem Substanzen, die die Wiederaufnahme von Serotonin und Noradrenalin hemmen, wie Duloxetin und Venlafaxin. Dazu kommen die sogenannten Trizyklischen Antidepressiva wie Amitryptilin, außerdem Mirtazapin. Auch Lithium, welches bei manisch-depressiven Störungen eingesetzt wird, kann RLS-Symptome auslösen. Es empfiehlt sich, bestimmte Mittel gegen Übelkeit beim RLS möglichst zu vermeiden, zu nennen wäre hier Metoclopramid.

In diesen Fällen sollte die Behandlung, wenn irgend möglich, mit einem anderen Wirkstoff fortgeführt werden.

Genussmittel

Die alltäglichen Genussmittel Alkohol, Nikotin, Schokolade, Koffein sowie das Süßungsmittel Saccharin können RLS-Beschwerden auslösen oder verstärken. Außerdem leiden Raucher um 50 % häufiger am Restless-Legs-Syndrom. Diesbezüglich muss angemerkt werden, dass einige Patienten auch angeben, die Beschwerden würden sich durch Rauchen bessern. Dazu ist allerdings kritisch zu bemerken, dass die unruhigen Beine oftmals zu nächtlichem Rauchen verleiten, währenddessen die Betroffenen meist auch umhergehen.

Nierenschwäche

Die Nieren dienen der Ausscheidung von Wasser und von Stoffwechselprodukten, der Regulation des Säure- und Basengehaltes sowie der Regulation der Mineralstoffe im Körper. Außerdem produzieren die Nieren bestimmte Hormone: Renin reguliert den Blutdruck, Erythropoetin fördert die Bildung von roten Blutkörperchen. Vitamin D erfüllt verschiedene Funktionen, insbesondere die Mineralisierung der Knochen.

Bei einer Schwäche der Nierenfunktion können die Nieren diesen Aufgaben nicht mehr nachkommen. Dadurch häufen sich in schweren Fällen Schadstoffe im Organismus, welche die Nerven schädigen. Der Arzt spricht dann von chronischem Nierenversagen oder Niereninsuffizienz. Eine solche löst dann nicht selten ein Restless-Legs-Syndrom aus. Insbesondere, wenn die Nierenschwäche so stark fortgeschritten ist, dass sie eine Dialyse notwendig macht. Als eine weitere mögliche Folge können die toxischen Substanzen die Nervenhüllen und Nervenfasern so weit schädigen, dass eine Polyneuropathie entsteht.

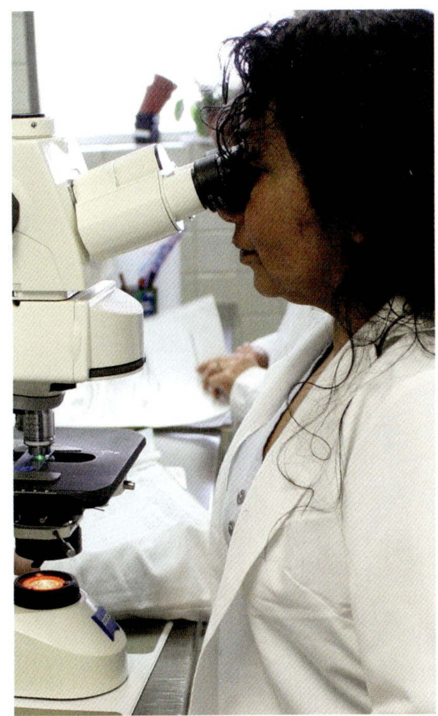

Parkinson

Patienten, die an Morbus Parkinson leiden, dürften etwas häufiger vom Restless-Legs-Syndrom betroffen sein. Der Zusammenhang ist allerdings derzeit noch etwas umstritten. Es könnte auch sein, dass die eingeschränkte Beweglichkeit beim Parkinson erst zum Auftreten von Restless-Legs-Beschwerden führt.

Die Medikamente erster Wahl zur Behandlung des Restless-Legs-Syndroms werden ebenfalls zur Behandlung der Parkinson-Krankheit eingesetzt. Deshalb lautet eine von Patienten manchmal geäußerte Frage, ob sie jetzt gefährdet wären, zusätzlich zum RLS auch noch Parkinson zu bekommen. Sie dürfen beruhigt sein: Restless Legs führt nicht zu Parkinson und Betroffene haben auch kein erhöhtes Risiko, eine Parkinson-Krankheit zu entwickeln.

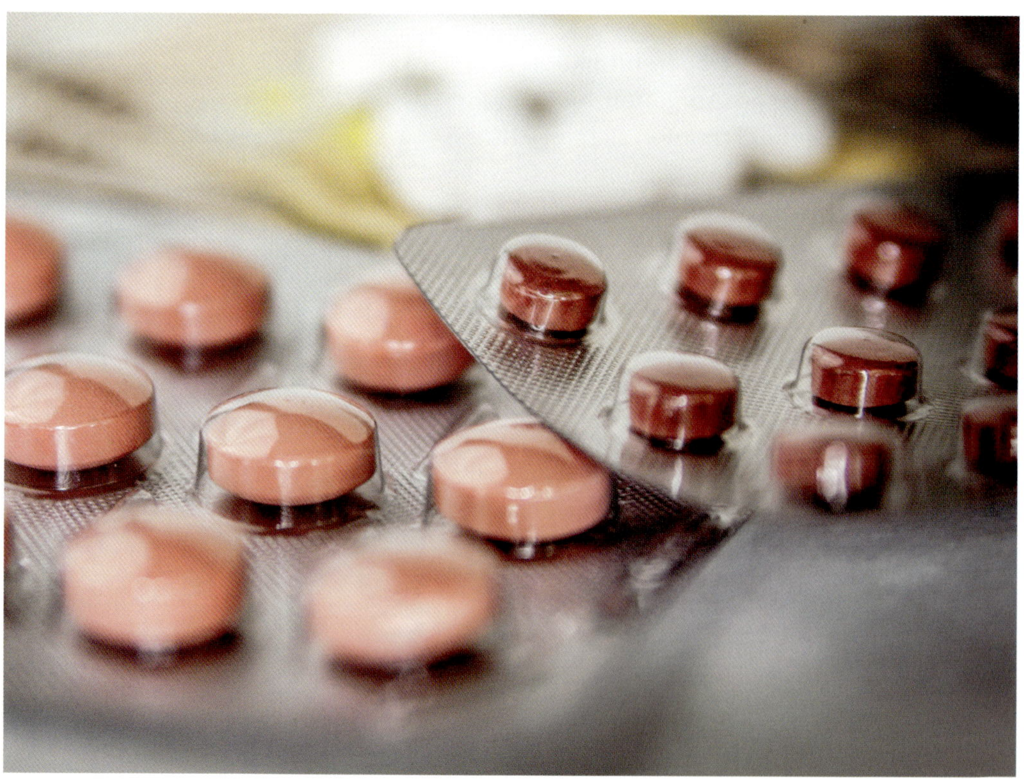

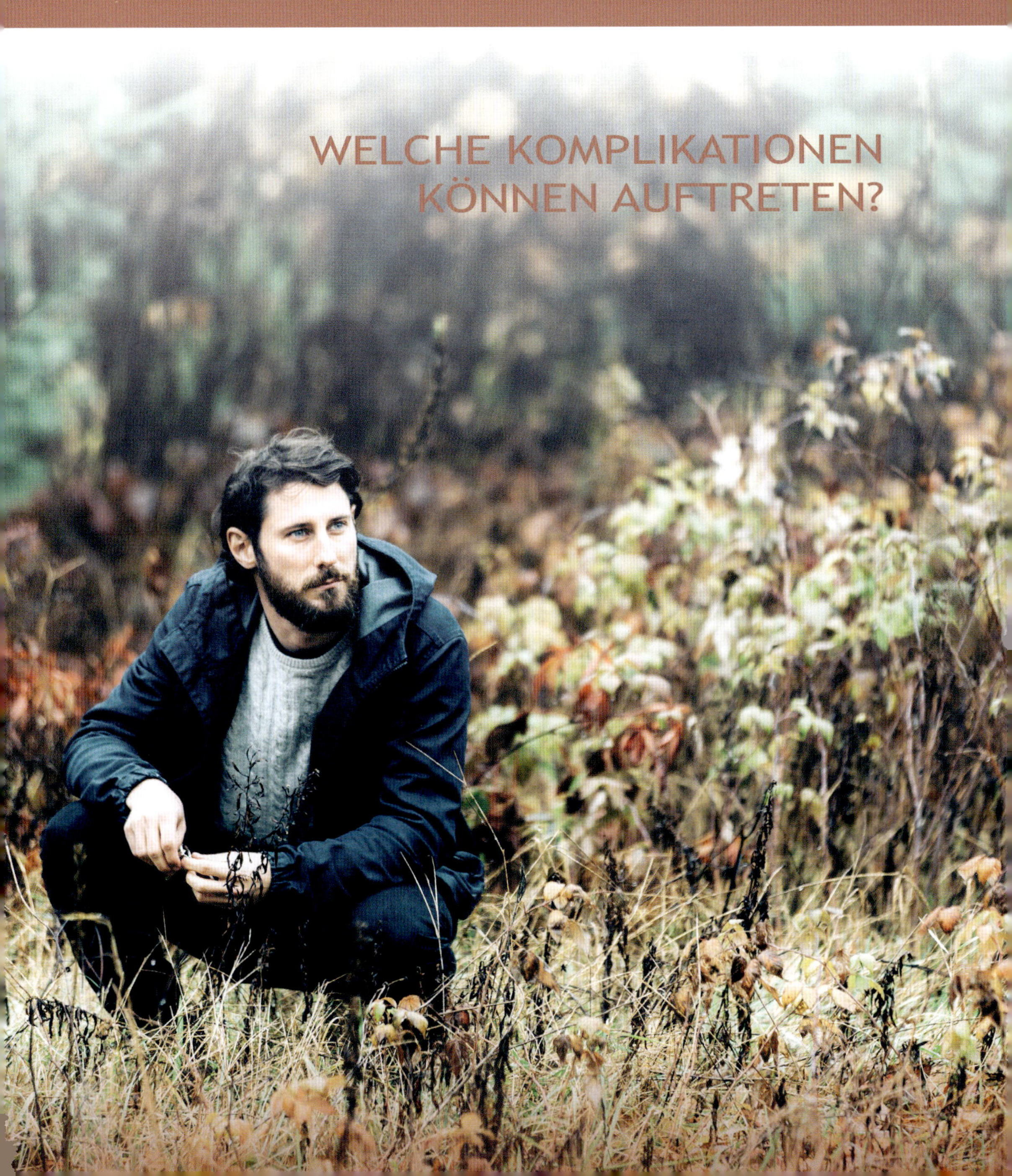

WELCHE KOMPLIKATIONEN KÖNNEN AUFTRETEN?

Welche Komplikationen können auftreten?

Schlafstörungen

Eine der häufigsten unangenehmen Auswirkungen des Restless-Legs-Syndroms betrifft den Schlaf und führt zu Störungen des Einschlafens, des Durchschlafens oder geht mit unwillkürlichen, periodischen Bewegungen der Beine einher. Bis zu 80 % der Betroffenen kämpfen mit Schlafstörungen und deren Folgen. Die Schlafstörungen können auch dazu verleiten, nachts aufzustehen und zu rauchen oder regelmäßig während der Nachtstunden den Kühlschrank zu plündern, was wiederum das Risiko für Herz-Kreislauf-Erkrankungen durch vermehrtes Rauchen und Übergewicht erhöht.

Einschlafstörungen: Meist führt schon der vermehrte Bewegungsdrang zu einer Beeinträchtigung des Einschlafens, indem die Betroffenen einfach keine Ruhe finden. Die typischen Beschwerden können aber auch erst mit einer gewissen Latenz von einigen Minuten oder einer halben Stunde nach dem Hinlegen beginnen und das Einschlafen erheblich erschweren.

Durchschlafstörungen: Nicht selten gelingt das Einschlafen auch problemlos und die Symptome setzen erst mit einer Verzögerung von ein paar Stunden während des Nachtschlafes ein. Häufig beginnen die quälenden Beschwerden um die gleiche Zeit, die Betroffenen wachen beispielsweise zwischen zwei und drei Uhr nachts auf und können nicht mehr einschlafen.

Arousals: Wenn die auftretenden Schmerzen oder unwillkürlichen Bewegungen während des Schlafes auftreten und zu immer wiederkehrendem kurzen Aufwachen führen, kann dies die Nachtruhe massiv beeinträchtigen. Wir sprechen dann von „arousals". Diese Weckreaktionen beeinträchtigen das Erreichen des Tiefschlafes und stören den gesunden Ablauf der Schlafphasen. Damit können sie die nächtliche Erholung in hohem Maße stören.

PLMD: Beim Restless-Legs-Syndrom kommt es häufig zum Auftreten von unwillkürlichen periodischen Bewegungen der Beine, vor allem während des Schlafes. Wir sprechen hier von PLMD oder Periodic Limb Movement Disorder. Auch diese vermindern die nächtliche Erholung beim Schlafen.

Tagesmüdigkeit

Zur Beurteilung des Schweregrades einer Schlafstörung dient die sogenannte Epworth Sleepiness Scale. Sie erlaubt es, die Tagesmüdigkeit und die daraus resultierende Einschlafneigung in monotonen Situationen zu beurteilen.

Fragen zur Tagesschläfrigkeit (Epworth Sleepiness Scale)

Die folgenden Fragen beziehen sich auf Ihr normales Alltagsleben während der letzten Zeit: Für wie wahrscheinlich halten Sie es, dass Sie in einer der folgenden Situationen einnicken oder einschlafen würden, sich also nicht nur müde fühlen?

Auch wenn Sie in der letzten Zeit einige dieser Situationen nicht erlebt haben, versuchen Sie sich trotzdem vorzustellen, wie sich diese auf Sie ausgewirkt hätten. Benutzen Sie bitte die folgende Skala, um für jede Situation eine möglichst genaue Einschätzung vorzunehmen, und kreuzen Sie die entsprechende Zahl an:

0 = würde niemals einnicken
1 = geringe Wahrscheinlichkeit einzunicken
2 = mittlere Wahrscheinlichkeit einzunicken
3 = hohe Wahrscheinlichkeit einzunicken

Situation	Wahrscheinlichkeit einzunicken
Im Sitzen lesend	⓪ ① ② ③
Beim Fernsehen	⓪ ① ② ③
Wenn Sie passiv in der Öffentlichkeit sitzen (z.B. als Zuhörer im Theater oder bei einem Vortrag)	⓪ ① ② ③
Als Beifahrer im Auto während einer einstündigen Fahrt ohne Pause	⓪ ① ② ③
Wenn Sie sich am Nachmittag hingelegt haben, um auszuruhen	⓪ ① ② ③
Wenn Sie sitzen und sich mit jemandem unterhalten	⓪ ① ② ③
Wenn Sie nach dem Mittagessen (ohne Alkohol) ruhig dasitzen	⓪ ① ② ③
Wenn Sie als Fahrer eines Autos verkehrsbedingt einige Minuten halten müssen	⓪ ① ② ③
Summe	

Auswertung:

0–6 Punkte	gesund
6–10 Punkte	grenzwertiger Befund
10–15 Punkte	Verdacht auf leichte bis mittelgradige Schlafstörung
mehr als 16 Punkte	schwere Schlafstörung

Mehr als 10 Punkte zeigen eine erhöhte Tagesmüdigkeit an. Eine ärztliche Abklärung wird empfohlen.

(Zitiert und etwas modifiziert nach der
Homepage der deutschen Gesellschaft für Schlafmedizin: www.dgsm.de)

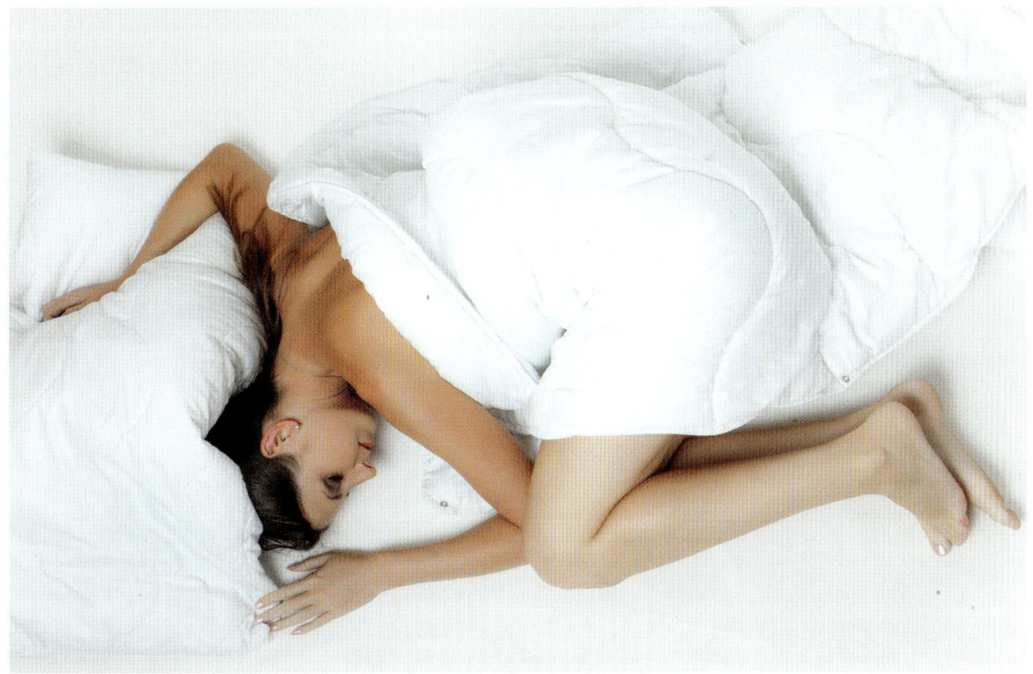

Erschöpfung, Energielosigkeit

Gerade wenn sich der Betroffene entspannen will, abends nach getaner Arbeit oder nachts im Bett, gehen die Beschwerden los. Sich auszuruhen ist nicht mehr möglich. Die fehlende Entspannung führt gerade in Verbindung mit den Schlafstörungen zu einem Zustand chronischer Erschöpfung und Energielosigkeit, Stimmungsabfall und Leistungsminderung. Das Erledigen der Tagesarbeit wird immer mühsamer.

Tagesmüdigkeit, Einschlafneigung in monotonen Situationen

Schlafmangel und Erschöpfung führen in bis zu 50 % der Fälle zu Tagesmüdigkeit mit verminderter Leistungsfähigkeit. Zu beachten ist die Einschlafneigung in monotonen Situationen, wie beim Fernsehen oder Autofahren. Im Straßenverkehr erhöht sich als Folge sogar das Unfallrisiko.

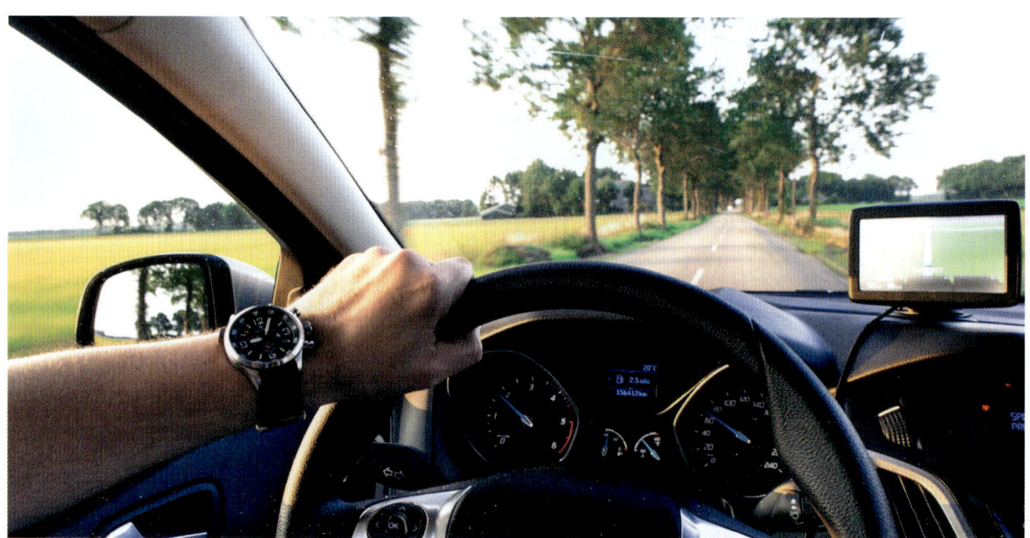

Depressionen

Sowohl das Restless-Legs-Syndrom als auch die Depression gelten als häufige Erkrankungen. Sie betreffen jeweils bis zu 10 % der Bevölkerung. Eine lang andauernde Schlaflosigkeit alleine kann bereits zu Depressionen führen. Beim Restless-Legs-Syndrom kommen Veränderungen der Stimmungslage häufig vor: 35 bis 40 % der Patienten leiden zugleich an einer Depression.

Für den behandelnden Arzt ist es sehr wichtig, beide Erkrankungen sorgfältig zu unterscheiden, um die jeweils entsprechende Strategie der Behandlung zu wählen.

Die Beeinträchtigung des Alltags, die mangelnde Erholung und die Belastung durch die RLS-Symptomatik können eine vorbestehende Depression verschlechtern oder in schweren Fällen selbst eine Depression auslösen. Wenn das RLS die Ursache der Depression darstellt, dann bessert bzw. normalisiert sich die Stimmungslage unter einer wirksamen Therapie des RLS rasch. Hat eine schwere Depression bereits vorher bestanden, dann macht dies eine zusätzliche Behandlung durch Gesprächstherapie sowie Antidepressiva notwendig.

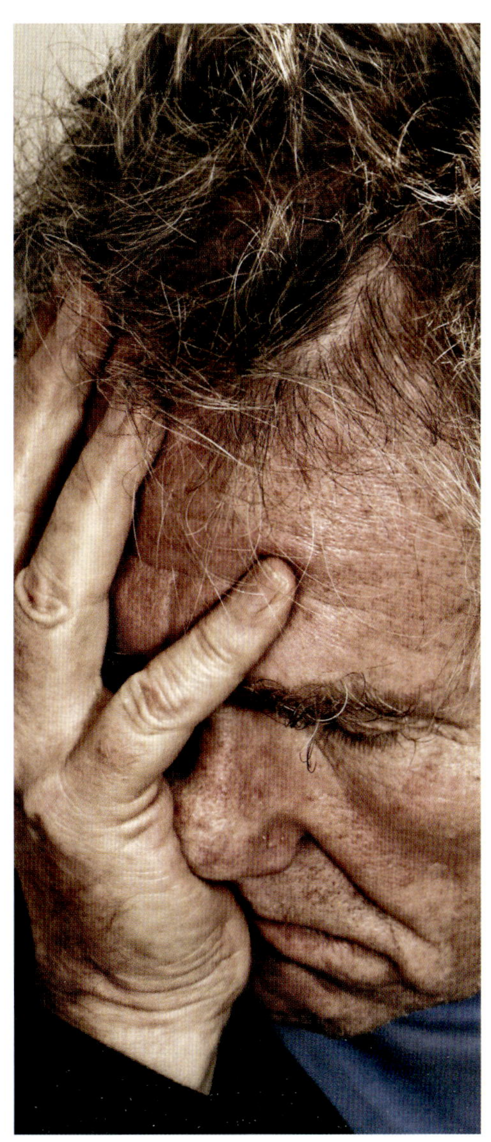

Ihr Arzt sollte auch die Möglichkeit einer Auslösung oder Verschlechterung von Restless-Legs-Beschwerden durch die Einnahme von Antidepressiva berücksichtigen. Dies betrifft SSRIs (Citalopram, Escitalopram, Sertralin, Fluoxetin, Paroxetin), SNRIs (Duloxetin und Venlafaxin) und bestimmte trizyklische Antidepressiva (unter anderem Amitryptilin). In diesem Fall kann eine Reduktion der Dosis oder aber das Absetzen des auslösenden Medikaments die Beschwerden beseitigen. Bestimmte Antidepressiva verschlechtern die RLS-Symptome nicht und kommen daher als Alternative in Frage. Zu nennen sind Wellbutrin und Trazodon.

Sollte die Depression schwer sein oder bestehen Selbstmordgedanken, dann macht dies eine umgehende psychiatrische Behandlung notwendig.

Ängste

In Verbindung mit einer Depression, aber auch unabhängig davon, kann es beim Restless-Legs-Syndrom zum Auftreten von Ängsten kommen. Diese bessern sich durch eine entsprechende Behandlung des RLS. Wenn sie unabhängig davon aufgetreten sind, macht dies eine gezielte psychologische bzw. medikamentöse Behandlung erforderlich. Bei der Abklärung von Ängsten ist primär der Ausschluss einer körperlichen Ursache notwendig. Auch Herzerkrankungen, eine Verengung der Halsschlagadern, eine Anämie etc. können Ängste verursachen.

Beeinträchtigung von Konzentration und Gedächtnis

Die schweren Schlafstörungen, welche beim Restless-Legs-Syndrom auftreten, beeinträchtigen die Konzentration und Aufmerksamkeit massiv. Dies erschwert die Leistungsfähigkeit im Alltag. Auch Depressionen vermindern die Wahrnehmung, man ist nicht ganz bei der Sache und die Merkfähigkeit nimmt ab.

Häufig befürchten Betroffene oder deren Angehörige dann den Beginn einer Demenz. Es ist wichtig, solchen Befürchtungen nachzugehen. Das Vorhandensein einer Demenz kann durch den Facharzt für Neurologie sicher erkannt oder ausgeschlossen werden.

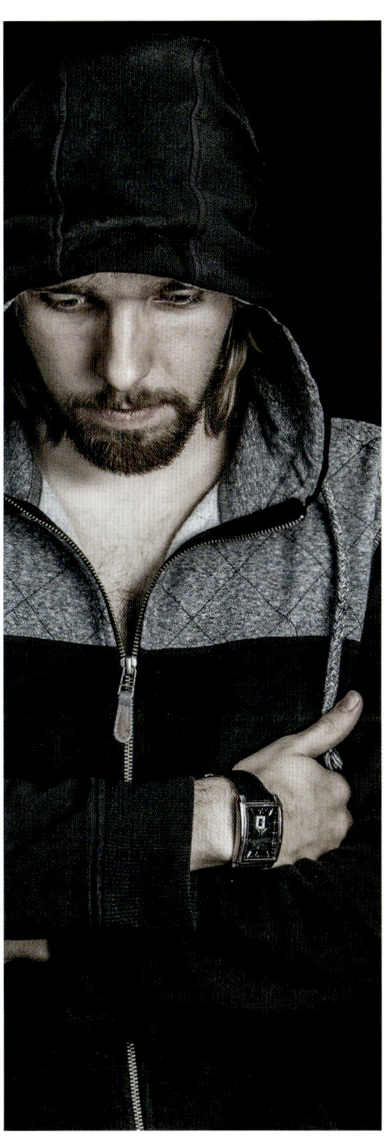

Soziale Isolation, Störung der Beziehung

Die herabgesetzte Stimmungslage und Energielosigkeit in Verbindung mit der Unfähigkeit, ruhig zu sitzen, können die Betroffenen in Richtung soziale Isolation treiben. Doch auch die Beziehung zum Partner wird erheblich gestört, wenn einer der beiden nicht mehr ruhig sitzen oder liegen kann. Außerdem kommt es häufig zum Auftreten von vermehrter Reizbarkeit. All dies kann eine Partnerschaft erheblich belasten und eventuell sogar bis hin zur Trennung führen.

Kopfschmerzen, Gastritis, Verdauungsstörungen

Längerfristig kann der Dauerstress, der durch das Restless-Legs-Syndrom ausgelöst wird, Folgeerkrankungen verursachen. Nicht selten kommt es zum Auftreten oder zur Verschlechterung einer bereits bestehenden Gastritis oder zu Störungen der Verdauung. Kopfschmerzen können auftreten.

Mit dem Stress steigen auch die Risikofaktoren für Herz-Kreislauf-Erkrankungen. Unter anderem zählen dazu Erhöhungen von Blutdruck und Cholesterinspiegel und diese erhöhen wiederum die Gefahr für Herzinfarkte oder Schlaganfälle.

Lebensqualität

Insgesamt bringen diese Beschwerden und Folgeerkrankungen einen erheblichen Verlust an Lebensqualität mit sich. Daher ist es wichtig, nicht zu zögern und rechtzeitig ärztliche Hilfe in Anspruch zu nehmen.

WIE STELLT DER ARZT DIE DIAGNOSE?

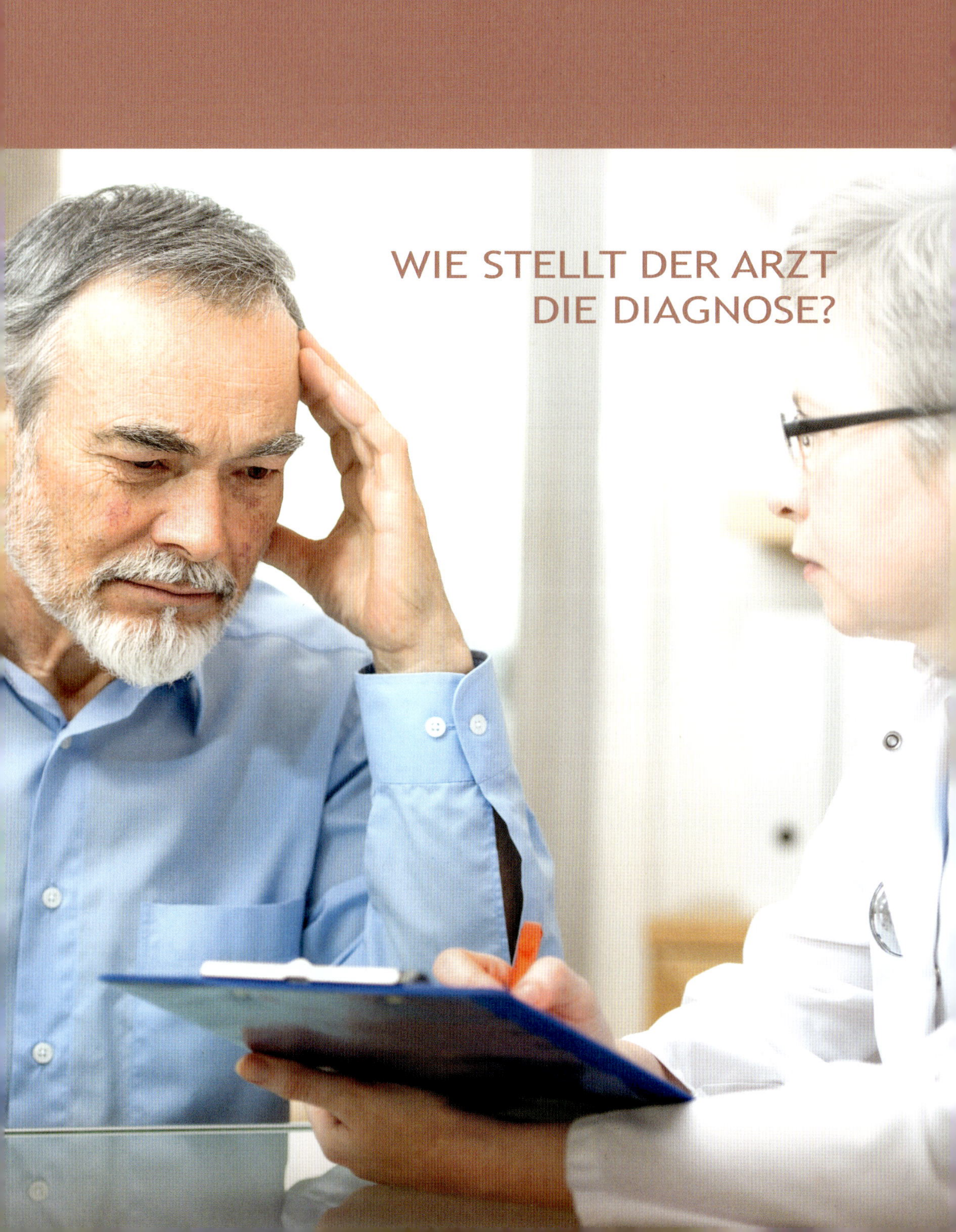

Wie stellt der Arzt die Diagnose?

Sie haben den Verdacht, dass bei Ihnen ein Restless-Legs-Syndrom vorliegt? Wie sollten Sie dabei weiter vorgehen?

Der Neurologe

Der erste Weg führt dann meist direkt zum Hausarzt, der die notwendigen Schritte einleitet und auch mit einer Therapie beginnt. Dies kann in vielen Fällen ausreichend sein. Wenn sich Schwierigkeiten bei Diagnose oder Behandlung ergeben, sollte der nächste Weg zum Facharzt für Neurologie führen.

Was ist Neurologie?

Die Neurologie beschäftigt sich mit Erkrankungen des Nervensystems und der Muskulatur. Dazu zählen unter anderem Kopfschmerzen, Durchblutungsstörungen, entzündliche und infektiöse Erkrankungen von Gehirn und Rückenmark, Anfallserkrankungen, Schädigungen peripherer Nerven wie z.B. das Karpaltunnelsyndrom, Polyneuropathie oder die Folgen von Bandscheibenvorfällen, Schwindel, Zittern, Parkinson, Schlafstörungen und das weite Feld psychosomatischer Beschwerden.

Wie wird Ihr Neurologe das Restless-Legs-Syndrom abklären?

Anamnese

An erster Stelle steht die ausführliche Besprechung Ihrer Beschwerden beim Arzt. Er wird Sie befragen über den Zeitraum und seit wann genau die Symptome bestehen, aber auch über deren Art, die Intensität, das Ausmaß und die genaue Lokalisation. Er wird außerdem wissen wollen, ob mögliche zusätzliche Beschwerden, wie Schlafstörungen oder Veränderungen Ihrer

Stimmung, vorhanden sind. Ob die Schmerzen in den Beinen oder auch in den Armen, nur in Ruhe auftreten oder bei körperlicher Bewegung, z.B. nach einer bestimmten Gehstrecke. Dies ist notwendig, um die Ursache Ihrer Beschwerden einzugrenzen bzw. andere mögliche Erkrankungen in Betracht zu ziehen, die zu ähnlichen Symptomen führen. Sehr wichtig ist es auch, mögliche Auslöser, wie bestimmte Nahrungsmittel oder körperliche Aktivitäten, festzustellen. Zusätzlich empfiehlt es sich oft, den Partner oder die Partnerin zum Schlafverhalten des Betroffenen zu befragen.

Die neurologische Untersuchung

Als nächsten Schritt wird Ihr Arzt Sie von Kopf bis Fuß durchuntersuchen und dabei den sogenannten neurologischen Status erheben. Dabei wird er unter anderem Folgendes überprüfen:

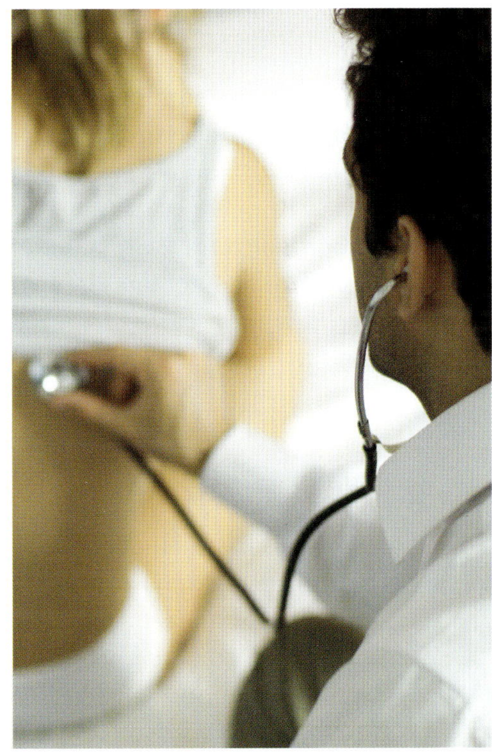

Den Muskeltonus, also den Spannungszustand der Muskulatur, die Trophik, also die Ausprägung der Muskeln des Körpers, die Kraft der wichtigsten Kennmuskeln, die Sensibilität der Körperoberfläche, insbesondere das Berührungsempfinden der Extremitäten, das Vibrationsempfinden (mit Hilfe einer Stimmgabel), die Unterscheidung zwischen spitz und stumpf auf der Haut und ob Sie warm oder kalt auf Ihrer Haut gut differenzieren können. Die Prüfung der Muskeleigenreflexe gibt wichtige Auskünfte zur Nervenfunktion. Der bekannteste davon ist der Patellarsehnenreflex, ausgelöst durch den Schlag mit dem Reflexhammer auf die Sehne unterhalb der Kniescheibe. Außerdem wird immer auch das Vorhandensein sogenannter pathologischer Reflexe untersucht, also z.B. das Babinski-Zeichen. Dabei streift der Arzt mit dem stumpfen Ende seines Reflexhammers über Ihre Fußsohle, um zu überprüfen, ob sich dabei spontan die Großzehe in Richtung Fußrücken bewegt. Dies ist beim Gesunden und auch bei Patienten mit Restless-Legs-Syndrom nicht der Fall und lässt damit eine andere Erkrankung vermuten. Der Neurologe wird Ihren Kopf genau untersuchen, beginnend mit der Beweglichkeit des Nackens, dann die Klopfempfindlichkeit des Schädels, die Motorik der mimischen Muskulatur, die Sinnesfunktionen der Augen und Ohren. Außerdem wird er Sie ein paar Schritte auf und ab gehen lassen, um Ihr Gangbild zu überprüfen.

Typischerweise ist die neurologische Untersuchung beim RLS unauffällig. Sollte eine Polyneuropathie vorliegen, dann sind die Reflexe abgeschwächt und die Berührungsempfindung insbesondere an den Füßen ist herabgesetzt. Reduziert ist dadurch auch die Wahrnehmung der Vibration einer Stimmgabel auf Knochenvorsprüngen, der Temperatursinn für die Unterscheidung zwischen kalt und warm, zudem ist die Differenzierung von spitzen und stumpfen Reizen auf der Haut vermindert.

Zusätzlich zur körperlichen Untersuchung wird sich Ihr Arzt auch ein Bild machen über Ihre Stimmungslage, das Schlafverhalten, eine eventuell vorhandene Tagesmüdigkeit etc.

Diagnosekriterien

Um die Abklärung eines Restless-Legs-Syndroms zu erleichtern, hat eine Arbeitsgruppe um Richard Allen an den National Institutes of Health in den USA fünf Kriterien festgelegt, welche gegeben sein müssen, um eine RLS sicher zu diagnostizieren. Inzwischen wurden drei Zusatzkriterien entwickelt, welche die Diagnose stützen. Die aktuell gültige Version davon wurde im Jahre 2014 publiziert (siehe unten).

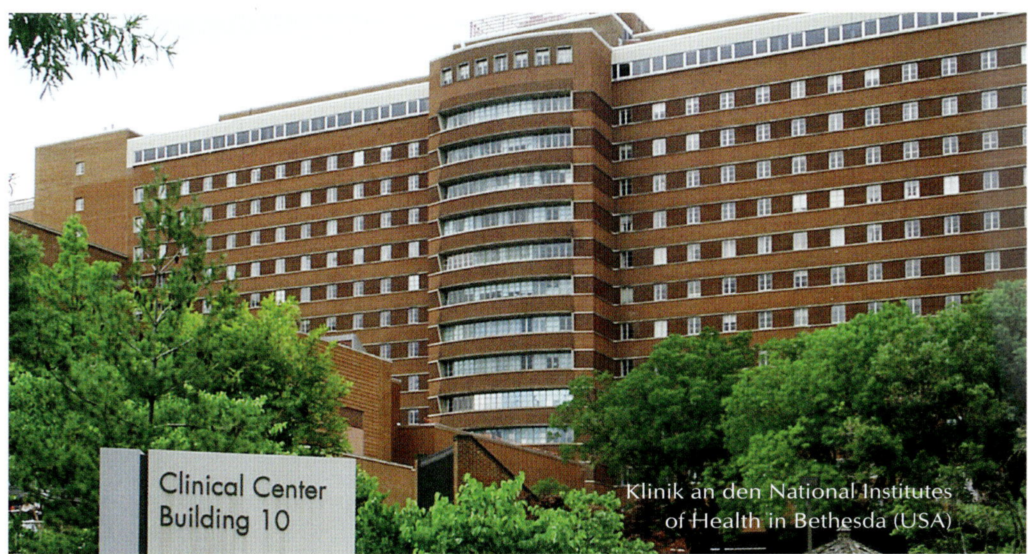

Klinik an den National Institutes of Health in Bethesda (USA)

Folgende Symptome müssen für die Feststellung eines Restless-Legs-Syndroms vorhanden sein:

Ein nicht zu unterdrückender Drang, die betroffenen Extremitäten zu bewegen. Die Beschwerden treten in der Regel auf in Verbindung mit unangenehmen Missempfindungen in den Beinen bzw. Armen, welche durch das Bewegen gelindert werden. Diese Symptome verschlechtern sich in Ruhesituationen, beim Sitzen während einer Autofahrt oder eines Konzertbesuches, insbesondere auch nachts beim Liegen im Bett. Die Missempfindungen und der Bewegungsdrang bessern sich oder verschwinden sogar durch die Bewegung der betroffenen Extremitäten. Abends oder nachts nehmen die Symptome zu. Die Beschwerden dürfen durch keine andere Erkrankung verursacht werden.

Zusätzlich wird die Diagnose gestützt durch weitere Faktoren: eine Besserung durch den sogenannten L-Dopa-Test (dabei führt die Einnahme von

Diagnostische Kriterien des Restless-Legs-Syndroms (nach Allen et al., 2014)

1. Bewegungsdrang der Beine (gegebenenfalls auch der Arme), meist in Verbindung mit unangenehmen Missempfindungen der betroffenen Extremitäten
2. Auftreten bzw. Verstärkung in Ruhesituationen
3. Besserung bzw. Beseitigung der Beschwerden durch Bewegung
4. Zunahme der Beschwerden abends oder nachts
5. Keine andere Erkrankung, welche die Beschwerden verursacht

Diese fünf Kriterien müssen zur Stellung der Diagnose „RLS" erfüllt sein.

(Zitiert nach: **Restless legs syndrome/Willis-Ekbom disease diagnostic criteria**: updated International Restless Legs Syndrome Study Group (IRLSSG) consensus criteria – history, rationale, description, and significance. Richard P. Allen, Daniel L. Picchietti, Diego Garcia-Borreguero, William G. Ondo, Arthur S. Walters, John W. Winkelman, Marco Zucconi, Raffaele Ferri, Claudia Trenkwalder, Hochang B. Lee, on behalf of the International Restless Legs Syndrome Study Group. Sleep Medicine 15 (2014) 860–873)

Unterstützende Kriterien:

- Ein Ansprechen auf dopaminerge Behandlung mit Linderung des Bewegungsdranges und der Missempfindungen (eine Stunde nach der Einnahme von 100 mg L-Dopa).
- Eine positive Familienanamnese.
- Periodische Beinbewegungen (PLM – Periodic Limb Movements – im Schlaf und im Wachen).

Diese unterstützenden Kriterien können, müssen aber nicht bei allen Betroffenen mit RLS vorkommen.

(Zitiert nach den aktuellen Leitlinien der deutschen Gesellschaft für Neurologie)

100 mg L-Dopa innerhalb einer Stunde zum Sistieren oder zu einer wesentlichen Besserung der Beschwerden) das gleichzeitige Betroffensein anderer Familienmitglieder ersten Grades, welches für eine genetische Ursache spricht, außerdem das Auftreten von periodischen Beinbewegungen während des Schlafens, aber auch während des Wachzustandes.

Weiterführende Untersuchungen

Im Anschluss an die körperliche Durchuntersuchung wird Ihr Arzt dann meist noch weiterführende Untersuchungen veranlassen. Dazu sollten zählen eine Laboruntersuchung Ihres Blutes, die Messung der Nervenleitgeschwindigkeit (Elektroneurographie) bzw. Untersuchung der Muskelaktivität (Elektromyographie) mit einer kleinen Nadelelektrode der unteren (und eventuell auch oberen) Extremitäten. Zusätzlich kann sich eine Untersuchung im Schlaflabor (Polysomnographie) in bestimmten Fällen als hilfreich erweisen. Möglicherweise wird Ihr Arzt auch einen sogenannten L-Dopa-Test durchführen, um das Ansprechen auf dieses Medikament zu prüfen.

Untersuchungen beim RLS

Immer:

- Anamnese
- Neurologische Untersuchung
- Labor

Weitere zielführende Untersuchungen:

- Messung der Nervenleitgeschwindigkeit (ENG – Elektroneurographie)
- Messung der elektrischen Muskelaktivität (EMG – Elektromyographie)
- Schlaflabor (Polysomnographie)
- L-Dopa-Test

Welche Laboruntersuchungen sind notwendig?

Zur sorgfältigen Abklärung beim Restless-Legs-Syndrom sollte eine Blutuntersuchung durchgeführt werden, die folgende Werte umfasst:

Labor beim Restless-Legs-Syndrom

- Komplettes Blutbild
- Leberwerte
- Nierenwerte
- Entzündungsparameter (CRP, BSG)
- Eisen (Ferrum, Ferritin, Transferrin)
- Schilddrüse (TSH, eventuell T_3 und T_4)
- HbA_{1c}, Nüchtern-Glucose
- Vitamin B_{12} und Folsäure
- Magnesium

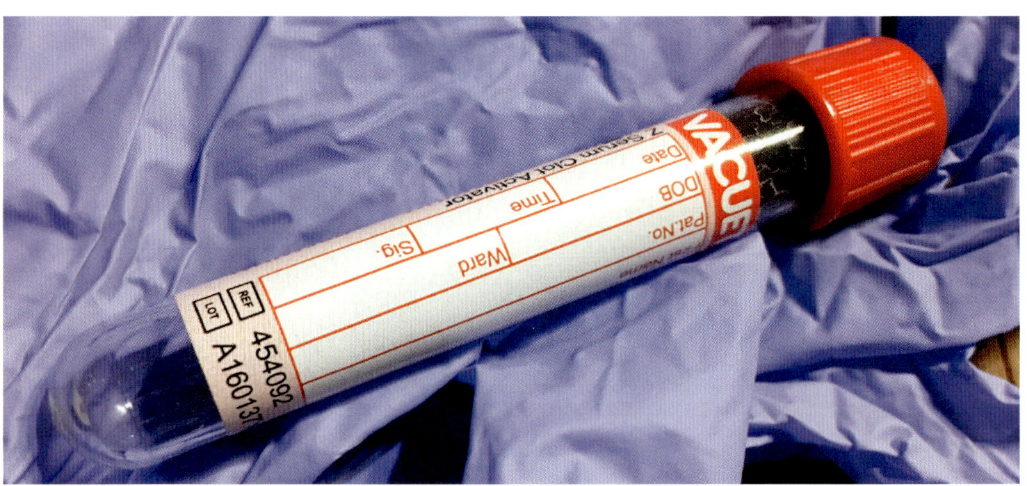

Komplettes Blutbild – Rote und weiße Blutkörperchen, Blutplättchen

Im sogenannten Blutbild werden die Zellen des Blutes untersucht: Die roten Blutkörperchen transportieren den Sauerstoff im Kreislauf. Bei einer Anämie ist ihre Anzahl vermindert. Die Form, Größe und der Gehalt an Hämoglobin, dem roten Blutfarbstoff, erlauben unter anderem Rückschlüsse auf einen Mangel an Eisen oder an bestimmten Vitaminen. Die weißen Blutkörperchen sorgen für die Abwehr von Krankheitserregern. Sind sie erhöht, so kann dies ein wichtiger Hinweis auf eine akute oder chronische Infektion im Körper sein. Die Blutplättchen sind notwendig für die Blutgerinnung.

Leberwerte – GOT, GPT, gamma-GT

Die Leber sorgt für die Entsorgung von Abfallprodukten und Giften im Stoffwechsel. In den Zellen der Leber werden außerdem bestimmte Eiweißstoffe für das Blut hergestellt.

Eine Erhöhung der Leberwerte stellt einen wichtigen Indikator für die Belastung des Organismus mit verschiedenen Toxinen dar oder kann auf eine Infektion oder Entzündung hinweisen.

Nierenwerte – Harnstoff und Kreatinin

Sie sind ein Maß für die Ausscheidungsfunktion der Nieren. Eine schwer verminderte Nierenfunktion (der Arzt spricht von Niereninsuffizienz) kann die Funktion der Nerven beeinträchtigen.

Entzündungswerte – CRP, BSG

CRP (C-reaktives Protein) ist ein Eiweißkörper, der bei akuten Entzündungen in der Leber vermehrt gebildet wird und sich dann im Serum erhöht.

Die BSG (Blutsenkungsgeschwindigkeit) zeigt ebenfalls akute Entzündungen an. Dieser Wert misst, wie schnell die Blutzellen in einem Röhrchen innerhalb von zwei Stunden absinken. Bei akuten Entzündungen sinken sie schneller ab.

Eisen – Ferrum, Ferritin, Transferrin

Ferrum (Fe) bedeutet lateinisch Eisen. Der Eisenwert bildet den Gehalt von im Serum frei vorhandenem Eisen ab. Der Ferritin-Wert steht für das im Körper gespeicherte Eisen. Ist der Wert vermindert, so spricht dies für einen chronischen Eisenmangel. Ein solcher sollte beim RLS unbedingt korrigiert werden. Der Zielwert liegt bei einem Minimum von 50 Mikrogramm pro Liter, bei strengerer Auslegung sogar bei 75 Mikrogramm. Der dritte Parameter Transferrin stellt die Transportform für Eisen im Serum dar.

Schilddrüse – TSH, T_3 und T_4

TSH (Thyreoidea stimulierendes Hormon) wird in der Hirnanhangdrüse produziert und regt die Schilddrüse zur Produktion von T_3 und T_4 an, den eigentlichen Schilddrüsenhormonen. Veränderungen des Wertes von TSH zeigen eine Über- oder Unterfunktion der Schilddrüse an. Liegt er außerhalb der Norm, sollten auch die Werte von T_3 und T_4 untersucht werden.

Eine Schilddrüsenunterfunktion äußert sich, neben anderen Symptomen, nicht selten als Restless-Legs-Syndrom.

HbA_{1c}, Glucose

Bei Vorliegen eines Polyneuropathie-Syndroms sollte festgestellt werden, ob eine Zuckerkrankheit besteht. Diabetes mellitus Typ 2 gilt als eine häufige Ursache für Polyneuropathie. Dazu wird im Labor der Glucosewert (morgens, nüchtern) sowie der HbA_{1c} bestimmt. Dieser zeigt, ob der Blutzucker über längere Zeit erhöht war.

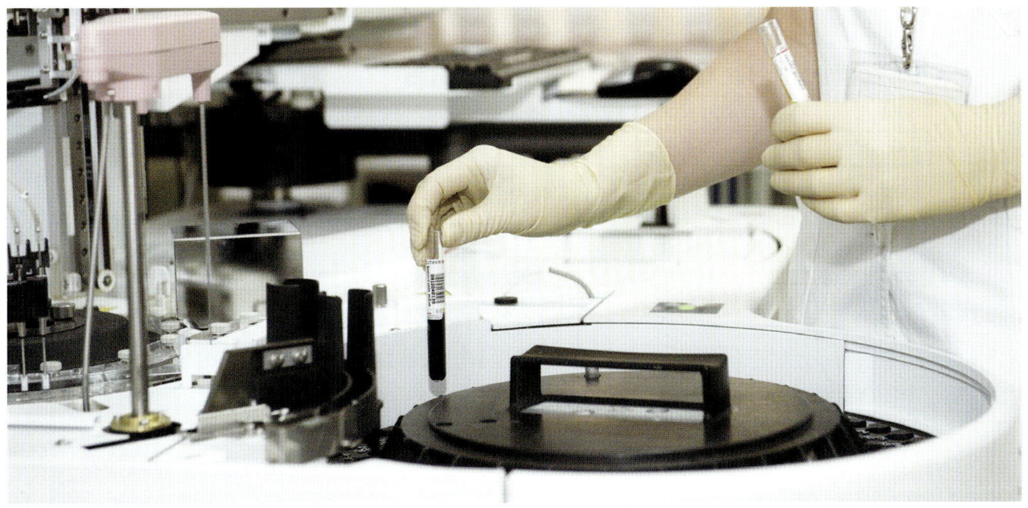

Vitamin B_{12} und Folsäure

Die beiden Vitamine können bei Mangel zu Veränderungen der Nervenfunktion und der roten Blutkörperchen führen. Folsäuremangel kann Ursache eines Restless-Legs-Syndroms sein.

Magnesium

Ein Mangel des Elektrolytes Magnesium löst eine Neigung zu Muskelkrämpfen aus.

Messung der Nervenleitgeschwindigkeit – Elektroneurographie

Die Nerven, welche die Extremitäten versorgen, zählen wir zum peripheren Nervensystem. Die Messung der Geschwindigkeit, mit denen diese Nerven

Motorische NLG: Rechts Peronaeus

Position	Latenz	Amplitude	Segment	Intervall	NLG
Knöchel	3,5 ms	13,2 mV	*Knöchel	3,5 ms	
Unter Fibula	9,9 ms	12,8 mV	Knöchel-Unter Fibula	6,4 ms 330 mm	52,0 m/s

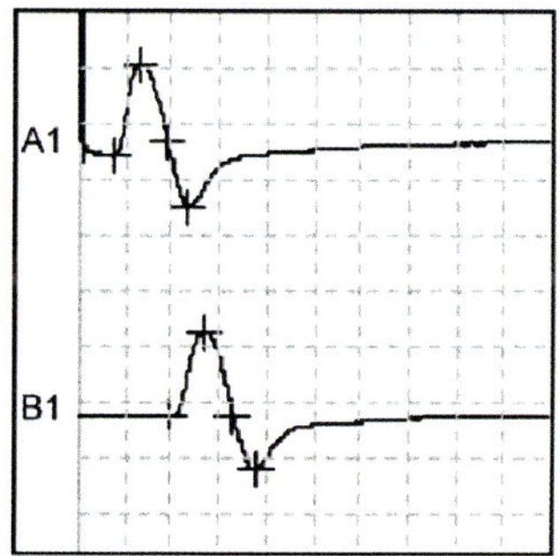

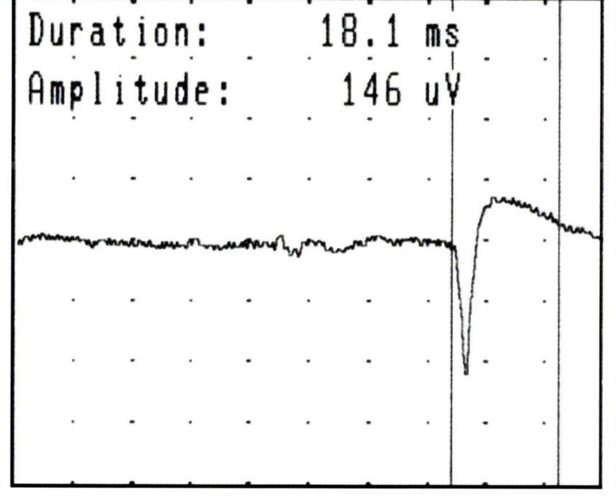

Oben und links unten: Elektroneurographie – normale motorische Neurographie am Nervus peronaeus

Rechts unten: Elektromyographie – positive scharfe Welle (PSW)

ihre Informationen weiterleiten, lässt eine Beurteilung ihrer Funktion zu. Kurz gesagt, je besser diese Nerven funktionieren, desto besser leiten sie auch elektrischen Strom. Die normale Nervenleitgeschwindigkeit liegt bei 40 bis 70 Metern pro Sekunde. Eine Verlangsamung weist auf eine Schädigung dieser Nerven hin.

Beim Restless-Legs-Syndrom sollte möglichst eine Untersuchung der Nervenleitgeschwindigkeit durchgeführt werden, um eine Polyneuropathie festzustellen bzw. auszuschließen. Dabei handelt es sich um eine Erkrankung

(-pathie) vieler (Poly-) Nerven (-neuro-). Die Ursache dafür liegt meist in einer Schädigung durch Infektionen, Stoffwechselstörungen wie Diabetes oder Schadstoffbelastung wie durch Alkoholismus oder Schwermetalle. Auch erbliche Ursachen können vorliegen.

Die Bestimmung der Nervenleitgeschwindigkeit erfolgt mittels der Messung der Zeitdauer von elektrischen Impulsen zwischen jeweils zwei Elektroden, die der Neurologe meist an der Hautoberfläche entlang des Nervens anbringt. Untersucht werden dabei in der Regel mehrere Nerven an den Beinen, wenn nötig auch an den Armen.

Messung der elektrischen Muskelaktivität – Elektromyographie

In manchen Fällen untersucht der Neurologe auch die elektrische Aktivität der Muskulatur. Etwa um zu überprüfen, ob der Muskel ausreichend mit Nervenimpulsen versorgt wird, oder um einzuschätzen, ob eine Schädigung der Muskelzellen selbst vorliegt. Dies geschieht mit Hilfe von Nadelelektroden, die kurz in den zu untersuchenden Muskel eingestochen werden. Damit kann der Arzt die Form, Größe und Breite der Muskelsignale beurteilen und auch feststellen, ob die Anzahl der Nervenimpulse, welche den Muskel erreicht, normal oder vermindert ist.

Schlaflabor

Beim Vorliegen von therapieresistenten bzw. schweren Schlafstörungen oder wenn die Symptome nicht eindeutig einem RLS zuordenbar sind, empfiehlt sich eine Untersuchung im Schlaflabor. Dort erfolgen Messung und Aufzeichnung verschiedener Parameter während des Schlafes über eine oder mehrere Nächte. Gemessen werden dabei unwillkürliche Bewegungen der Beine, das Atemmuster, eventuelle Atemaussetzer, die Hirnströme (mittels EEG), aber auch die Herzfrequenz. Die Schlafphasen werden dabei grafisch dargestellt. Das Schlaflabor ermöglicht, die Ursachen von Schlafstörungen zu erheben.

Dazu zählen neben dem Restless-Legs-Syndrom auch periodische Beinbewegungen während des Schlafes, nächtliche Atemaussetzer (das Schlafapnoe-Syndrom) oder Anfallsgeschehen.

L-Dopa-Test

Bei einem Verdacht oder bei nicht ganz eindeutiger Klinik kann der sogenannte L-Dopa-Test die Diagnose eines Restless-Legs-Syndroms bestätigen.

Dazu wird dem Betroffenen abends in Ruhe, nämlich genau dann, wenn normalerweise die Beschwerden auftreten, eine Dosis von 100 mg L-Dopa verabreicht. Wenn sich die Krankheitszeichen dann innerhalb von ein bis zwei Stunden bessern oder gar verschwinden, ist damit die Diagnose bestätigt. Der Test gilt als sehr zuverlässig. Allerdings schließt das Nichtansprechen auf den Test die Erkrankung nicht aus.

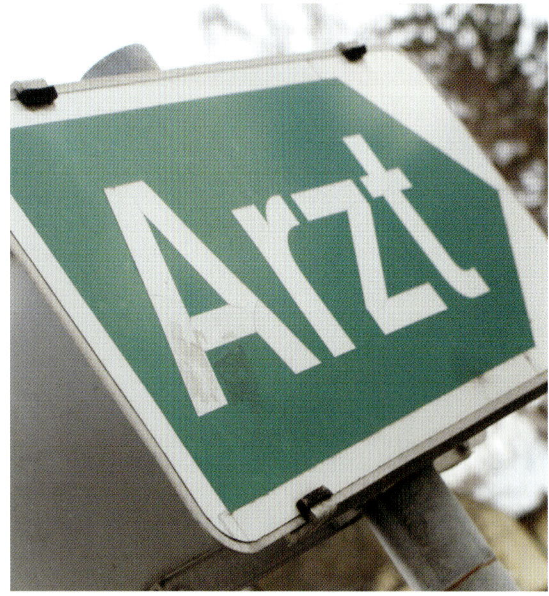

Immobilisationstest

Auch der sogenannte Immobilisationstest kann Klarheit verschaffen. Dabei wird der Patient vorübergehend immobilisiert und währenddessen beobachtet. Das Stillsitzen oder Liegen mit ruhigen Beinen über eine Stunde führt bei Vorliegen eines RLS zum Auftreten der typischen Symptome mit den Missempfindungen der Beine und dem Bewegungsdrang mit dem unwiderstehlichen Impuls, aufzustehen und umherzugehen. So lassen sich die Art und das Ausmaß der Restless-Legs-Beschwerden beurteilen. Da die genaue Befragung des Patienten schon große Aussagekraft besitzt, wird dieser Test nur gelegentlich durchgeführt.

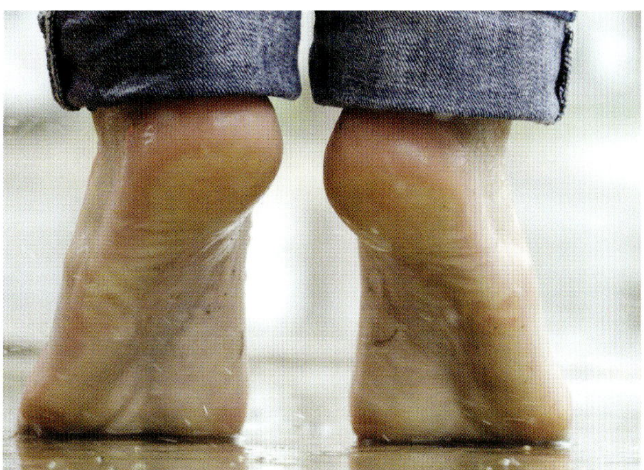

Fuß-Aktigraphie

Bei der Aktigraphie werden mit Hilfe eines sogenannten Aktimeters – ein tragbares Gerät, welches einer Armbanduhr ähnelt – die Bewegungen der Füße während eines Zeitraumes von mehreren Tagen aufgezeichnet. Die graphische Darstellung erlaubt es, das Ausmaß und die Art der Beinbewegungen objektiv zu beurteilen. Diese Methode findet nur in Ausnahmefällen Anwendung, um ein besseres Bild der Symptomatik zu gewinnen. Sie wird vorwiegend in wissenschaftlichen Studien eingesetzt.

Skala zur Beurteilung des Schweregrades des Restless-Legs-Syndroms

Um die Schwere des Restless-Legs-Syndroms zu beurteilen, können Sie folgende Skala verwenden: Die zehn Fragen erlauben die Graduierung der Symptome in leicht, mittel, schwer und sehr schwer. Sie wurden erstellt von der IRLSS (International RLS Study Group).

		nicht (vorhanden, gelindert, …)	leicht	mäßig	ziemlich (stark, häufig, …)	sehr (stark, häufig, …)
1.	Wie stark würden Sie die RLS-Beschwerden in Ihren Armen oder Beinen einschätzen?	0	1	2	3	4
2.	Wie stark würden Sie Ihren Drang einschätzen, sich wegen Ihrer RLS-Beschwerden bewegen zu müssen?	0	1	2	3	4
3.	Wie sehr wurden die RLS-Beschwerden in Ihren Armen oder Beinen durch Bewegung gelindert?	0	1	2	3	4
4.	Wie sehr wurde Ihr Schlaf durch Ihre RLS-Beschwerden gestört?	0	1	2	3	4
5.	Wie müde oder schläfrig waren Sie tagsüber wegen Ihrer RLS-Beschwerden?	0	1	2	3	4
6.	Wie stark waren Ihre RLS-Beschwerden insgesamt?	0	1	2	3	4
7.	Wie oft sind Ihre RLS-Beschwerden aufgetreten? *: 3: an 4–5 Tagen in einer Woche 4: an 6–7 Tagen in einer Woche	0	1	2	3*	4*

		nicht (vorhanden, gelindert, ...)	leicht	mäßig	ziemlich (stark, häufig, ...)	sehr (stark, häufig, ...)
8.	Wenn Sie RLS-Beschwerden hatten, wie stark waren diese durchschnittlich? *: 1: an weniger als 1 Stunde an einem 24-Stunden-Tag 2: an 1–3 Stunden an einem 24-Stunden-Tag 3: an 3–8 Stunden an einem 24-Stunden-Tag 4: an 8 Stunden oder mehr an einem 24-Stunden-Tag	0	1*	2*	3*	4*
9.	Wie sehr haben sich Ihre RLS-Beschwerden ausgewirkt, Ihren Alltagstätigkeiten nachzugehen, z.B. ein zufriedenstellendes Familien-, Privat-, Schul- oder Arbeitsleben zu führen?	0	1	2	3	4
10.	Wie sehr haben Ihre RLS-Beschwerden Ihre Stimmung beeinträchtigt, waren Sie z.B. wütend, niedergeschlagen, traurig, ängstlich oder gereizt?	0	1	2	3	4

IRLS-Gesamtscore:

0 = kein RLS
1–10 = mildes RLS
11–20 = mittelgradiges RLS
21–30 = schweres RLS
31–40 = sehr schweres RLS

(Etwas modifiziert nach den derzeit gültigen Richtlinien der Deutschen Gesellschaft für Neurologie, www.dgn.org)

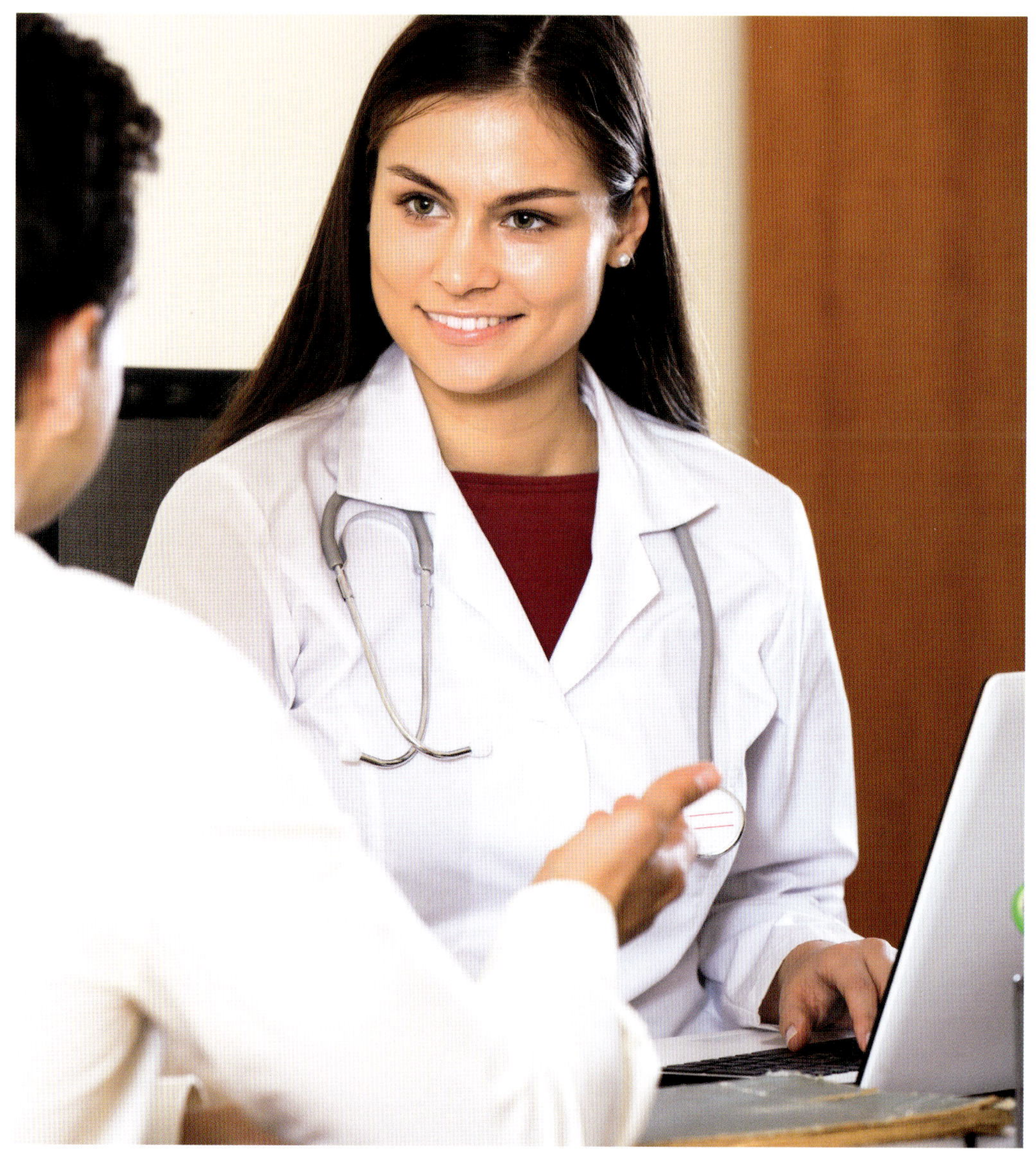

WAS KÖNNTE ES NOCH SEIN? WELCHE ERKRANKUNGEN VERURSACHEN ÄHNLICHE BESCHWERDEN?

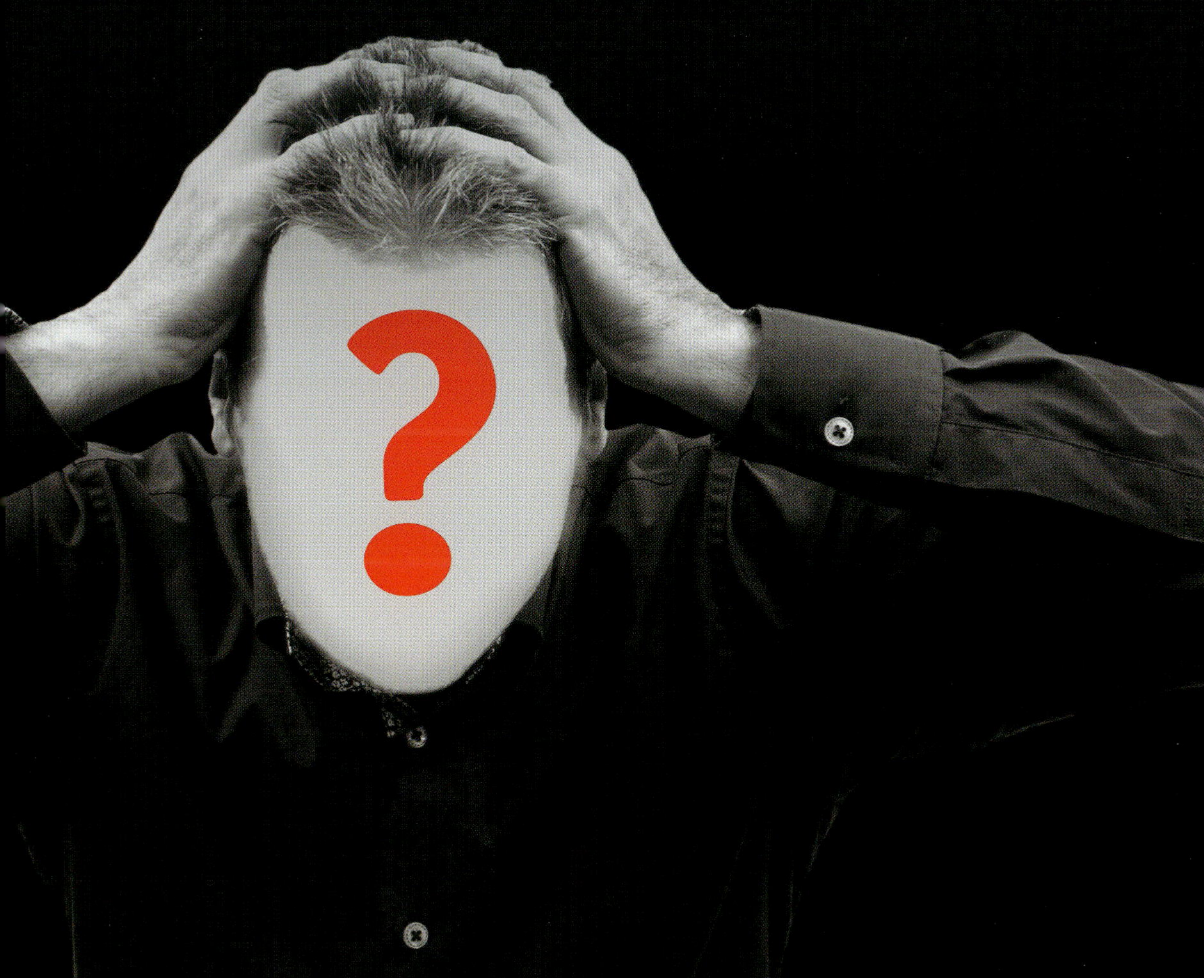

Was könnte es noch sein? Welche Erkrankungen verursachen ähnliche Beschwerden?

Eine ganze Reihe von Krankheiten kann Beschwerden verursachen, die einem RLS ähneln. Daher sollten diese auch immer mit in Betracht gezogen – der Arzt spricht hier von Differentialdiagnosen – und vor Beginn einer Therapie ausgeschlossen werden.

Akathisie

Die Einnahme einer bestimmten Gruppe von Medikamenten verursacht mögliche Nebenwirkungen in Form von ausgeprägter Bewegungsunruhe. Diese ist verbunden mit einer starken Rastlosigkeit und dem Drang, sich ständig zu bewegen. Es handelt sich dabei um Neuroleptika, eine Klasse von Psychopharmaka, welche bei bestimmten psychischen Erkrankungen wie starker Angst, innerer Anspannung, extremer Schlaflosigkeit, Wahn oder Halluzinationen eingesetzt wird.

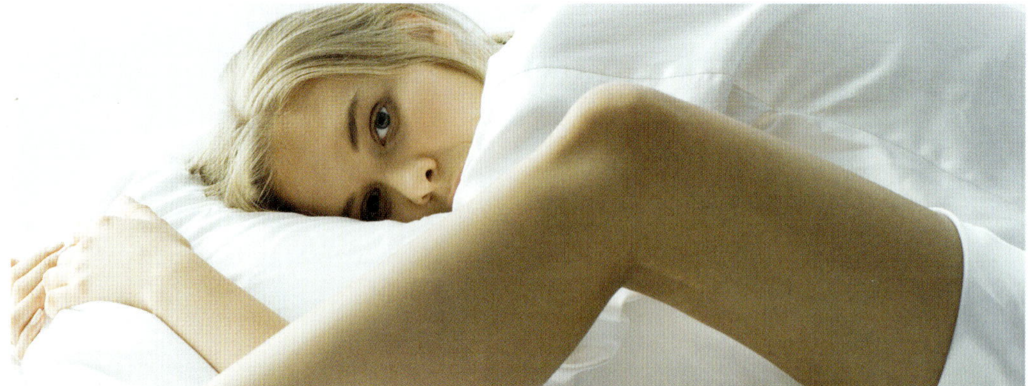

ADHS

Bei Kindern und Jugendlichen werden die starke Unruhe der Beine und der erhöhte Bewegungsdrang durch das Restless-Legs-Syndrom oft fehlgedeutet als Zappelphillip-Syndrom, also als ADHS. Das Akronym steht für „Attention Deficit Hyperactivity Disorder", eine Störung der Aufmerksamkeit, verbunden mit Hyperaktivität. Kinder, die daran leiden, tun sich sehr schwer, in der Schule ruhig sitzen zu bleiben und ihre Aufmerksamkeit länger bei einer Sache zu halten.

Polyneuropathie

Die Erkrankung betrifft in erster Linie die langen Nervenbahnen, welche die Beine und Arme versorgen. Dabei kommt es aufgrund verschiedener Ursachen – bekannt sind um die 200 – zu einer Schädigung entweder der Nervenbahnen selbst oder ihrer Hüllen. Eine Polyneuropathie löst häufig Beschwerden aus im Sinne von starken Missempfindungen der betroffenen Extremitäten (Brennen, Ziehen, Stechen, Kribbeln, Elektrisieren). Diese können sehr quälend sein. Manchmal führt die Polyneuropathie zu einem Restless-Legs-Syndrom. Dann ist immer Ursachenforschung notwendig, was im Idealfall eine kausale Therapie ermöglicht.

Durchblutungsstörungen der Beine

Eine verminderte Durchblutung der Beine kann starke Schmerzen auslösen. Dahinter steckt einerseits eine gestörte Versorgung der Muskeln mit arteriellem Blut, andererseits auch ein beeinträchtigter Abfluss von venösem Blut.

Arterielle Durchblutungsstörungen

Bei der sogenannten peripheren arteriellen Verschlusskrankheit (pAVK) sind die Gefäße durch Atherosklerose verengt. Dabei verschlechtern sich die Be-

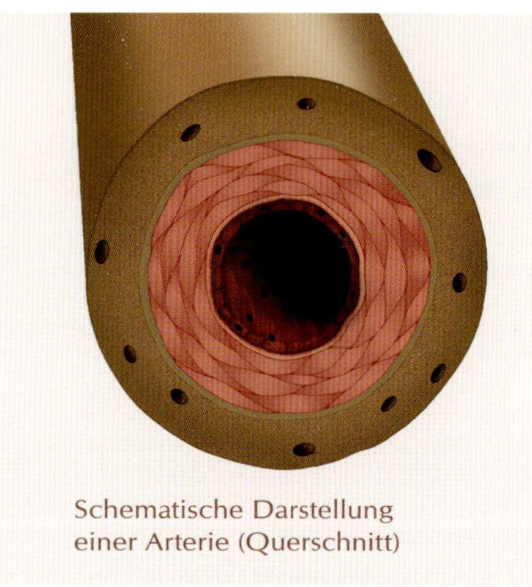
Schematische Darstellung einer Arterie (Querschnitt)

schwerden – im Gegensatz zum Restless-Legs-Syndrom – gerade durch Bewegung und beim Gehen. Dies kann so weit führen, dass Betroffene nach einer kurzen Gehstrecke von einigen hundert Metern unter Schmerzen stehenbleiben müssen, da die Muskulatur während der Belastung einen erhöhten Sauerstoffbedarf aufweist. Durch kurzes Rasten sinkt der Sauerstoffbedarf wieder und das Weitergehen wird möglich. Der Begriff „Schaufensterkrankheit" rührt daher, dass manche Betroffene auf ihren Spaziergängen immer wieder vor Schaufenstern stehenbleiben. Damit täuschen sie über den eigentlichen Grund der Ruhepausen hinweg oder überbrücken einfach die Zeit, bevor sie weitergehen können.

Die pAVK erfordert eine weiterführende Abklärung beim Facharzt für Gefäßkrankheiten (Angiologie). Bei der angiologischen Untersuchung werden die Pulse von Fuß und Beinen getastet und der Blutfluss in den Arterien mit Ultraschall gemessen. Eventuell wird in der weiteren Folge auch eine genaue Gefäßdarstellung mittels einer Angiographie notwendig.

Venöse Durchblutungsstörungen

Die Störung des venösen Abflusses führt zu einem Rückstau von Flüssigkeit und Lymphe in den Beinen, was ebenfalls starke Schmerzen auslösen kann. Häufigste Ursache für einen gestörten venösen Abfluss stellen Krampfadern dar: Erweiterte Venen, deren Klappen insuffizient werden, wodurch der Rücktransport des Blutes zum Herzen nicht mehr ausreichend möglich ist. Der Rückfluss aus den Beinen erfolgt über die Venen, in denen das Blut durch ein Klappensystem unter normalen Umständen nur in Richtung Herz erfolgen kann. Wenn die Klappen nicht mehr richtig schließen, weil sich die venösen Gefäße erweitern, dann funktioniert der Rückfluss des Blutes nicht mehr richtig, der Druck innerhalb der Blutgefäße in den Beinen steigt und die Flüssigkeit im Gewebe bzw. die Lymphe kann nicht mehr vollständig abtransportiert werden. Solche Beschwerden treten vermehrt auf bei längerem Stehen oder im Sommer, wenn sich aufgrund der Hitze mehr Flüssigkeit im Gewebe der Beine ansammelt. Auch in diesem Fall ist eine Vorstellung beim Gefäßspezialisten erforderlich. Es gibt verschiedene Möglichkeiten der Behandlung: Kompressionsstrümpfe verbessern den venösen Abfluss, in ausgeprägten Fällen ist aber auch eine Venenoperation erforderlich.

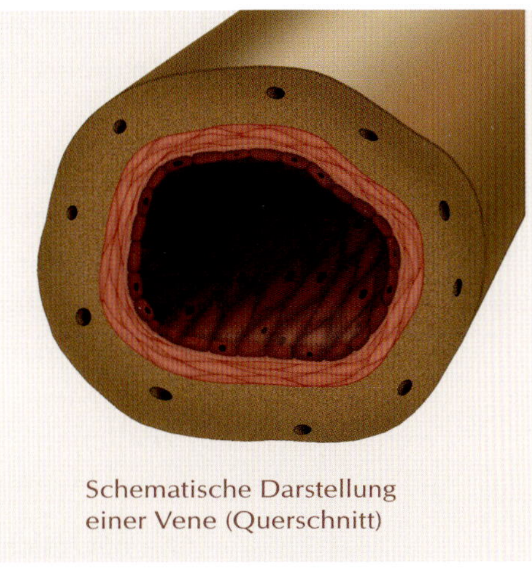

Schematische Darstellung einer Vene (Querschnitt)

Nächtliche Wadenkrämpfe

Ein nächtliches Verkrampfen der Wadenmuskulatur, der Arzt spricht auch von Crampi, kann sich sehr unangenehm bemerkbar machen und den Schlaf empfindlich stören. Wadenkrämpfe treten auch bei Gesunden auf, insbesondere nach körperlicher Überanstrengung mit Überlastung der Wadenmuskulatur, zum Beispiel nach langen Wanderungen oder bei ungewohnten Belastungen. Schätzungen gehen davon aus, dass bis zu 30 % der Bevölkerung manchmal davon betroffen sind, im Alter ab 60 Jahren kommen sie vermehrt vor und betreffen bis zu 50 %. Vor allem auch Schwangere leiden unter Wadenkrämpfen.

Diese nächtlichen Unruhestifter können Symptom verschiedener Krankheiten sein, wie zum Beispiel Durchblutungsstörungen, Veränderungen der

Elektrolyte im Blut (Mangel an Magnesium, Natrium, Kalium oder Calcium), Nierenschwäche, Diabetes, Muskelerkrankungen oder Schilddrüsenüberfunktion.

Nächtliche Krämpfe der Beine können aber auch als Nebenwirkung unter der Einnahme bestimmter Medikamente auftreten. Dazu zählen einige Blutdruckmittel (Betablocker, Calciumantagonisten), Medikamente, welche die Bronchien erweitern (Betasympathikomimetika), Diuretika, bestimmte Cholesterinsenker, Antidementiva (Cholinesterasehemmer), Interferone oder bestimmte Zytostatika. Meist ist es möglich, diese Medikamente zu identifizieren durch den zeitlichen Zusammenhang zwischen dem Beginn der Einnahme und dem Einsetzen der Beschwerden.

Die nächtlichen Wadenkrämpfe lassen sich in den meisten Fällen durch sanftes Dehnen der betroffenen Muskeln lösen, indem man den Vorfuß mit der Hand leicht nach oben in Richtung Schienbein zieht. Oft schafft die Einnahme von Magnesium rasche Abhilfe. Wenn ein Magnesiummangel vorliegt, dauert das Auffüllen der Magnesiumspeicher einige Tage oder sogar Wochen. In zweiter Linie kommt manchmal Chinin zur Anwendung. Falls sich eine der obigen Ursachen feststellen lässt, muss natürlich die zugrundeliegende Erkrankung behandelt oder das auslösende Medikament abgesetzt werden.

IHR ARZT

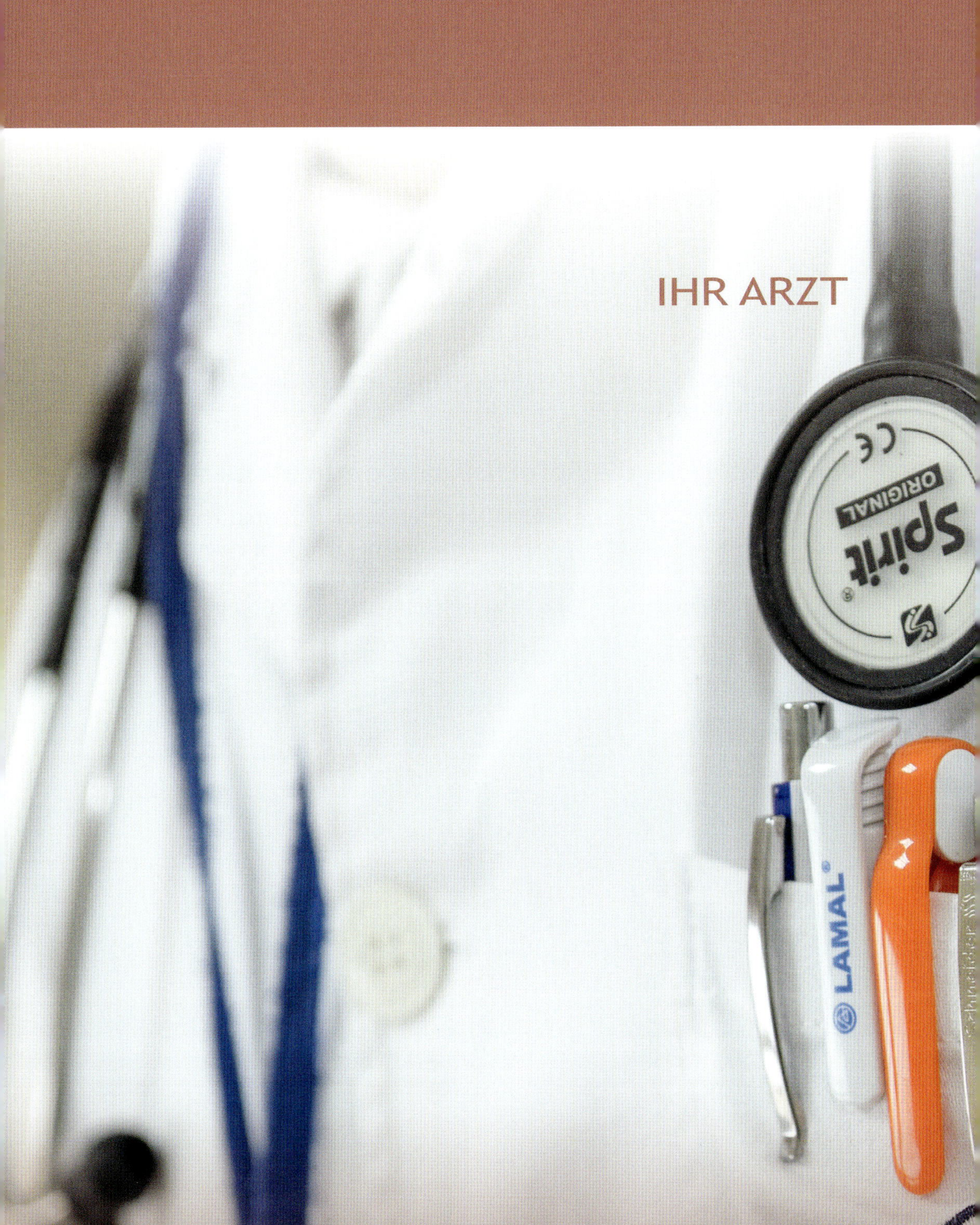

Ihr Arzt

Suchen Sie sich einen Arzt, der genügend Erfahrung mit dem Restless-Legs-Syndrom aufweist und der sich ausreichend Zeit lässt, um Ihnen zuzuhören. Er sollte bei Bedarf auch kurzfristig für Sie erreichbar sein.

Manchmal kann es einige Zeit dauern, bis man den richtigen Arzt findet oder seinen Termin bekommt.

Wie können Sie die Sprechstunde optimal nutzen?

Zur Vorbereitung auf den eventuell lange erwarteten Termin empfiehlt es sich, eine Liste der aktuellen Medikamente und der bereits vorhandenen Befunde, inklusive Laborbefunde, zusammenzustellen. Dies spart Zeit, und Ihr Arzt wird es Ihnen danken. Eine genaue Schilderung Ihrer Beschwerden, de-

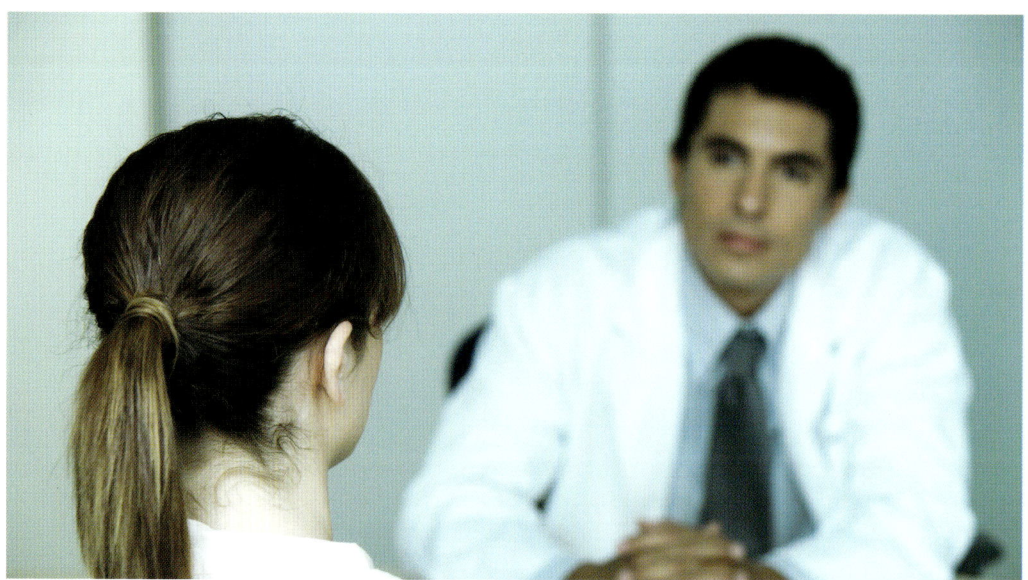

ren Art, Intensität, Lokalisation, mögliche Auslöser und auch von erleichternden Faktoren – all das wird den Weg zur richtigen Diagnose weisen. Es kann durchaus hilfreich sein, sich diese Informationen vorab in Stichwörtern auf einem Zettel zu notieren und in die Sprechstunde mitzubringen. Befragen Sie Ihren Partner bzw. Ihre Partnerin zu möglichen Auffälligkeiten in Ihrem Schlafverhalten, insbesondere nach nächtlicher Bewegungsunruhe der Extremitäten, nach Schnarchen oder möglichen Atemaussetzern während der Nacht. Außerdem wird Ihr Arzt erfahren wollen, ob noch andere Familienangehörige unter ähnlichen Beschwerden leiden oder litten.

Das Wissen um Vorerkrankungen und andere eingenommene Medikamente hilft, Wechselwirkungen zu vermeiden.

Es sollten unbedingt ein oder mehrere Kontrolltermine vereinbart werden, um die Wirksamkeit der empfohlenen Behandlung zu überprüfen und sie eventuell anzupassen. Die Verträglichkeit verschriebener Medikamente muss von Zeit zu Zeit kontrolliert und der Verlauf der Beschwerden überprüft werden: Die Ausprägung der Symptome kann bekanntlich unterschiedlich stark sein und sie verschwinden in manchen Fällen auch wieder ganz. Dies macht es notwendig, die Art und Dosierung der Medikamente immer wieder einmal vom Arzt überprüfen und anpassen zu lassen.

Ein paar Worte zu Dr. Google

Wozu noch zum richtigen Arzt gehen, wo es doch Dr. Google gibt? Zugegeben, es begeistert selbst uns Ärzte, dass das Wissen unserer Zeit quasi auf Knopfdruck allen zur Verfügung steht. Viele denken so. Daher führt der erste Weg bei Beschwerden aller Art fast immer direkt ins Internet. Das kann hilfreich sein, und tatsächlich kommen manche schon mit einer richtigen Diagnose zum Arzt. Häufig aber auch nicht. Denn zur richtigen Einordnung körperlicher Symptome und zur Diagnosestellung ist Erfahrung Grundvoraussetzung. Es passiert uns Ärzten daher häufig, dass wir mit Patienten kon-

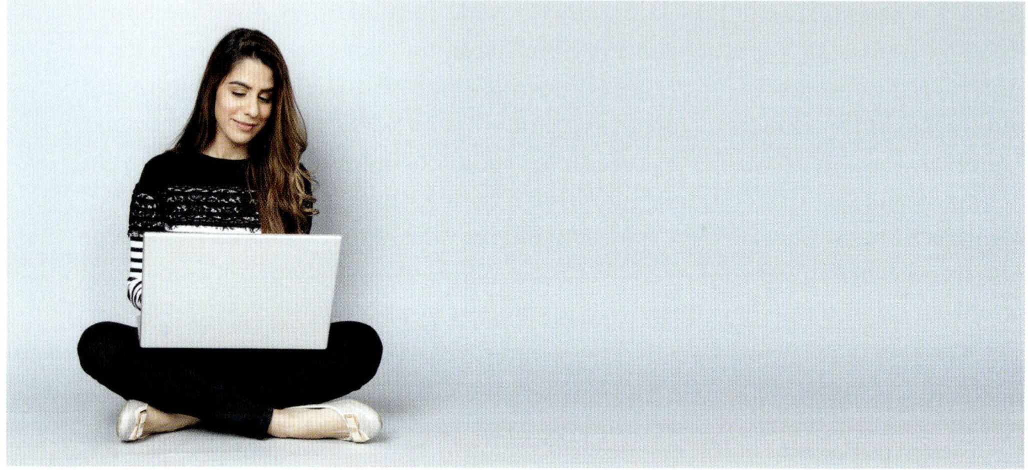

frontiert sind, die durch das mittels Internet erworbene Halbwissen auf eine falsche Spur geführt wurden und sich unnötig verunsichern lassen.

Ihr Arzt wird sicher nichts dagegen einzuwenden haben, wenn Sie sich vor dem Gespräch mit ihm bereits über mögliche Erkrankungen im Internet informieren. Dieses Vorwissen ersetzt aber auch in Ihrem eigenen Interesse nicht den Besuch beim Experten.

THERAPIE DES RESTLESS-LEGS-SYNDROMS

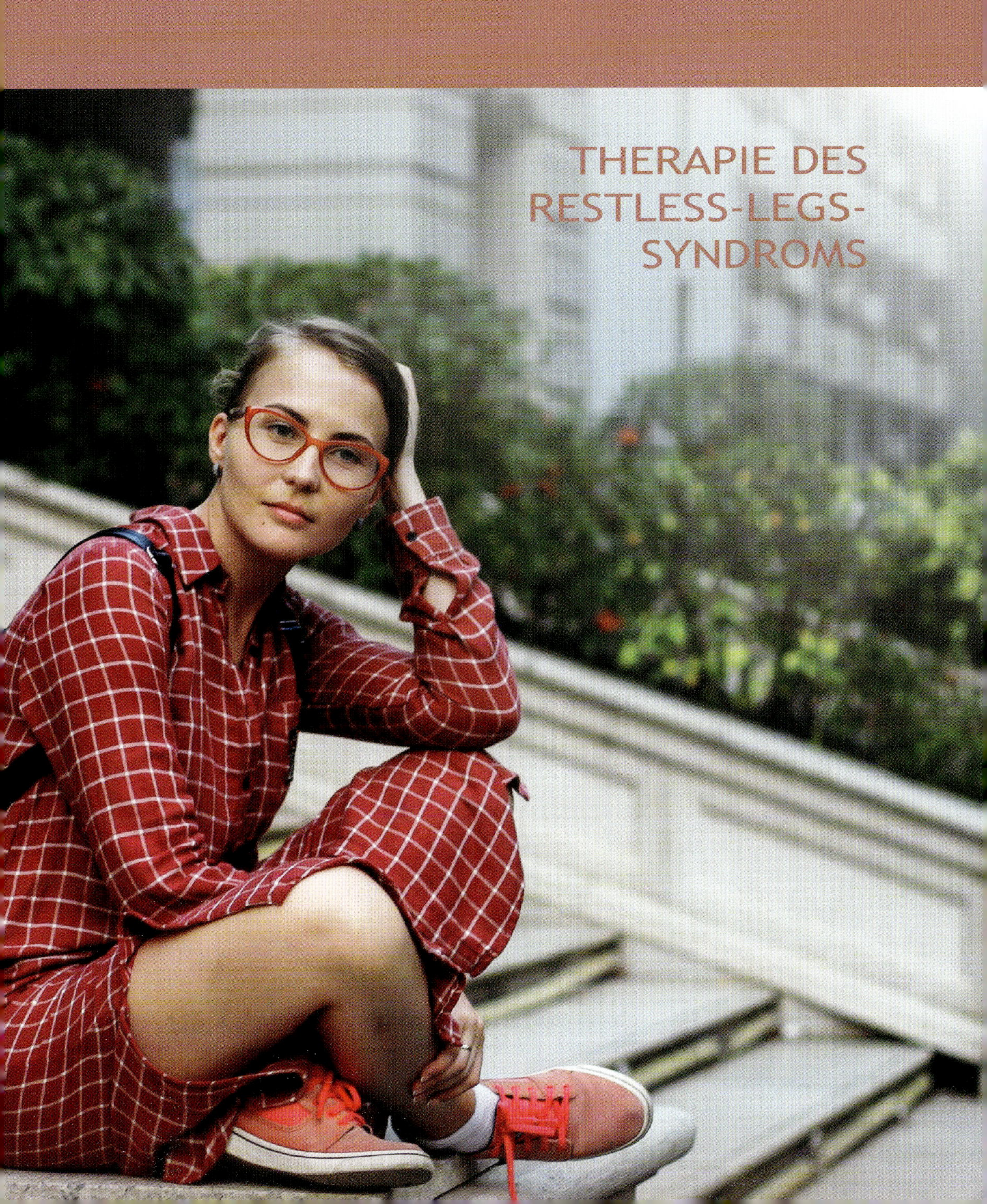

Therapie des Restless-Legs-Syndroms

Die gute Nachricht lautet, dass sich die Symptome des Restless-Legs-Syndroms heute gut behandeln lassen. Die Therapie des primären RLS ist rein symptomatisch, das heißt, sie hat die Behandlung der Symptome zum Ziel. Für das primäre RLS existiert noch keine kausale, also die Ursache bekämpfende Therapie. Das sekundäre RLS hingegen, das als Folge einer bekannten Erkrankung auftritt, lässt sich in vielen Fällen an der Wurzel packen, also kausal behandeln. Doch auch hier ist zumindest anfangs, bis zum Abklingen der Beschwerden, eine symptomatische Behandlung notwendig.

In leichten Fällen findet Ihr Arzt mit nicht medikamentösen Maßnahmen das Auslangen. In mittelschweren oder sogar schweren Fällen wird er zusätzlich Medikamente verordnen. Die Kombination kann in diesem Fall helfen, die notwendige Medikamentendosis zu reduzieren.

Die beim Restless-Legs-Syndrom eingesetzten Wirkstoffe zeichnen sich im Allgemeinen durch sehr gute Wirksamkeit und gute Verträglichkeit aus.

Die Tabletten können bei gelegentlichem Auftreten der Symptome nur bei Bedarf eingenommen werden. Bei täglichen Beschwerden empfiehlt es sich, die Medikamente als Dauertherapie einzunehmen.

Medikamente gegen das Restless-Legs-Syndrom

Dopaminerge Medikamente

- Dopamin-Agonisten: Pramipexol, Ropinirol, Rotigotin
- L-Dopa (mit Benserazid oder Carbidopa)

Opiate

- Oxycodon

Membranstabilisierende Medikamente

- Gabapentin
- Pregabalin
- Perampanel

Benzodiazepine

- Clonazepam

Cannabis

- Substitution bei entsprechendem Mangel

Eisen

Folsäure

Medikamente

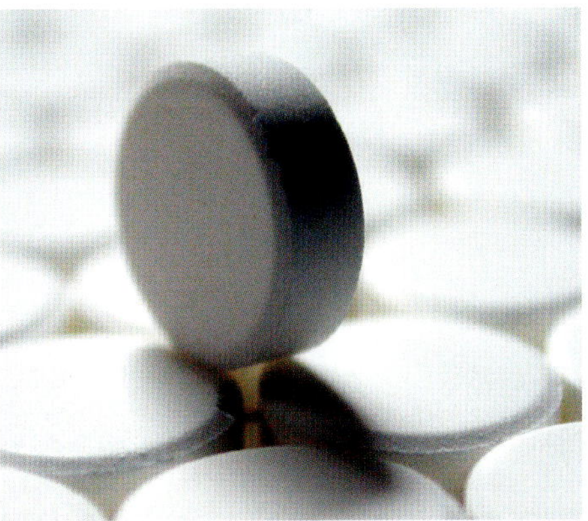

Idealerweise sollte sich Ihr Arzt die Zeit nehmen, mit Ihnen die medikamentösen Behandlungsmöglichkeiten zu erörtern, um dann gemeinsam das richtige Vorgehen festzulegen. Die beim RLS eingesetzten Medikamente sind verschreibungspflichtig. Ihre Verwendung richtet sich nach Art und Intensität der Beschwerden, sonstigen zusätzlichen Erkrankungen, Nebenwirkungen und möglichen Wechselwirkungen mit anderen außerdem eingenommenen Medikamenten.

In den meisten Fällen führt die Einnahme eines Wirkstoffes zu einer ausreichenden Linderung oder zum Verschwinden der Symptome. In schweren oder hartnäckigen Fällen muss manchmal eine Kombination von Medikamenten eingesetzt werden.

Ab wann benötige ich eine medikamentöse Therapie?

In leichteren Fällen, also bei nur gelegentlich auftretenden Symptomen, können sich rein physikalische Maßnahmen, wie Kühlen der Beine oder leichte Massagen, als ausreichend erweisen. In mittelschweren oder gar schweren Fällen ist eine medikamentöse Behandlung unabdingbar.

Der wellenförmige Verlauf der Erkrankung sollte beachtet werden: Die Beschwerden treten manchmal für einige Tage stärker hervor, um dann wieder zu verschwinden. Nicht selten sind auch jahrelange beschwerdefreie Intervalle.

Welche Medikamente gibt es?

Dopaminerge Therapie

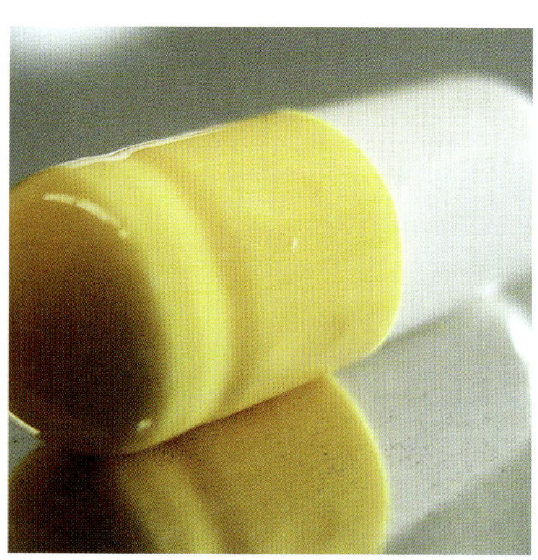

Als Goldstandard in der medikamentösen Therapie des Restless-Legs-Syndroms gelten die sogenannten dopaminergen Medikamente. Sie wirken auf die Rezeptoren für den Überträgerstoff Dopamin im zentralen Nervensystem und zeichnen sich durch ihre hohe Wirksamkeit aus. Dabei unterscheiden wir einerseits die Dopamin-Agonisten, welche von ihrer molekularen Struktur her dem Dopamin ähneln und an den Synapsen der Nervenzellen an den gleichen Rezeptoren andocken wie Dopamin. Andererseits besteht die Möglichkeit, den Botenstoff Dopamin selbst zuzuführen. Dies geschieht in Form der Vorstufe L-Dopa, welches in der Lage ist, die Blut-Hirn-Schranke zu überwinden und das dann erst im Gehirn zu Dopamin aktiviert wird.

Die dopaminergen Medikamente werden auch bei der Parkinson-Krankheit eingesetzt, allerdings in deutlich höheren Dosierungen. Dadurch wurden sie, wie eingangs erwähnt, auch entdeckt, da L-Dopa bei Parkinson zum Einsatz kam und die so behandelten Patienten feststellten, dass sich mit dieser Behandlung auch ihre zugleich vorhandenen Restless-Legs-Beschwerden besserten.

Dopamin-Agonisten

Die Dopamin-Agonisten werden als Mittel erster Wahl beim Restless-Legs-Syndrom eingesetzt. Ihr molekularer Aufbau ähnelt dem von Dopamin und so entfalten sie ihre Wirkung direkt an den Dopamin-Rezeptoren der Synapsen im Gehirn. Dadurch bessern sie die Beschwerden des RLS oder bringen sie zum Verschwinden. Die Dopamin-Agonisten werden als täglich verwendete Dauertherapie eingesetzt.

Präparate:

- Pramipexol (Handelsname u.a. Sifrol)
- Ropinirol (Handelsname u.a. Requip)
- Rotigotin-Pflaster (Handelsname u.a. Neupro)

Dosierung:

Die Einstiegsdosis für Pramipexol liegt bei 0,088 mg zwei bis drei Stunden vor dem Zubettgehen. Während der folgenden Tage kann dann die Dosis schrittweise bis zum Erreichen der Beschwerdefreiheit angepasst werden.

Als Alternative besteht die Möglichkeit der Verwendung eines Rotigotin-Pflasters. Dieses kommt zur Anwendung, wenn Schwierigkeiten bestehen, Tabletten zu schlucken.

Man beginnt mit einer Dosis von 1 mg, die man dann über die nächsten Tage langsam steigert. Der Vorteil des Pflasters liegt in der kontinuierlichen Abgabe des Wirkstoffes in den Körper, dies vermeidet Schwankungen im Blut und gewährleistet damit eine kontinuierliche Wirkung.

Nebenwirkungen der Dopamin-Agonisten:

Es gibt eine Reihe von möglichen Nebenwirkungen, die manchmal auftreten. Besonders zu beachten sind Augmentation, Übelkeit und Schwindel, insbesondere Benommenheit oder Schwarzwerden vor Augen in aufrechter Körperposition oder bei raschem Aufstehen. Manchmal schwellen die Beine an.

Auf eine Einschlafneigung in monotonen Situationen muss unbedingt hingewiesen werden, weil sie in seltenen Fällen die Verkehrstüchtigkeit beeinträchtigt. In ganz seltenen Fällen treten ungewöhnliche Süchte auf, wie Spiel-, Einkaufs- oder Sexsucht. Sollten solche unerwünschten Wirkungen auftreten, muss das Medikament abgesetzt werden, damit sich die Effekte wieder zurückbilden.

Verabreichungsformen:

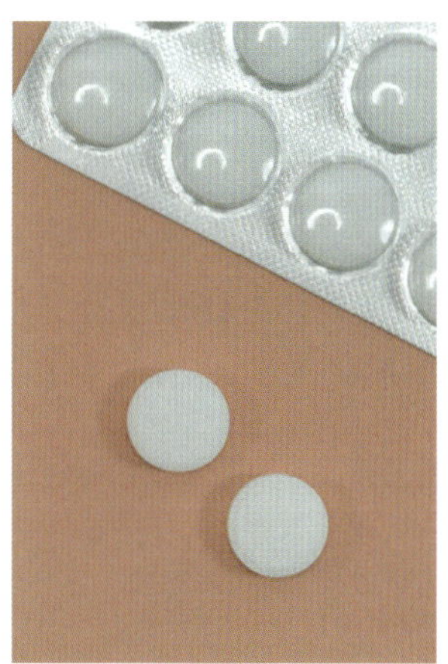

Die Dopamin-Agonisten werden ganz einfach als Tablette zwei bis drei Stunden vor dem Schlafengehen eingenommen. Wird eine länger andauernde Wirkung erwünscht, besteht die Möglichkeit der Verwendung einer Retard-Tablette. Diese braucht nur einmal täglich eingenommen werden, der Wirkstoff wird über 24 Stunden freigegeben. Bei Schwierigkeiten mit dem Schlucken von Tabletten steht als Alternative die Verabreichung des Wirkstoffes Rotigotin über ein Pflaster zur Verfügung. Dieses wird einmal täglich gewechselt und jeweils auf eine andere Stelle der Haut geklebt, zum Beispiel am Rücken oder Oberschenkel. Dies vermeidet Irritationen der Haut.

L-Dopa

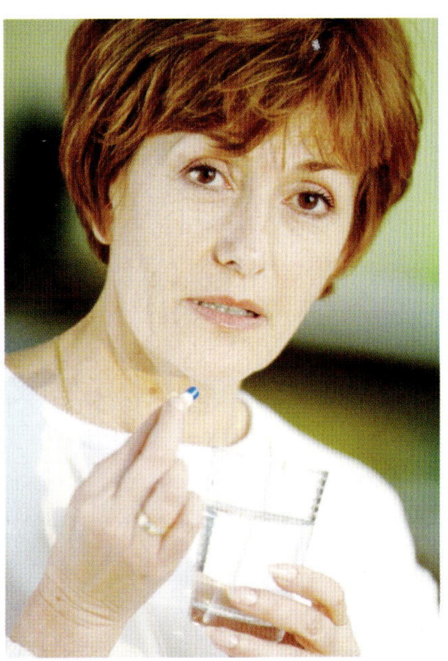

L-Dopa war das erste in der Moderne mit Erfolg verabreichte Medikament zur Behandlung des RLS. Es zählt nach wie vor zur ersten Wahl der Therapiestrategie beim Restless-Legs-Syndrom.

Die Einnahme erfolgt abends, etwa eine Stunde vor dem zu erwartenden Beschwerdebeginn, da die Kapsel so lange braucht, um im Dünndarm anzukommen. Dort wird der Wirkstoff über die Schleimhaut resorbiert, um dann über den Blutweg in Richtung Gehirn transportiert zu werden. L-Dopa muss immer mit einer zweiten Substanz verabreicht werden, welche die Aktivierung von L-Dopa in Dopamin im peripheren Kreislauf hemmt und die selbst nicht die Blut-Hirn-Schranke überwinden kann. Im Gehirn erfolgt dann die Aktivierung in das eigentlich wirksame Dopamin. Diese Maßnahme reduziert die Nebenwirkungen in der Peripherie.

Wenn die RLS-Beschwerden nur gelegentlich auftreten, dann kann L-Dopa allein bei Bedarf eingenommen werden. Die Einnahme einer zusätzlichen Tablette vor dem Besuch einer Veranstaltung ermöglicht das Stillsitzen während des erwünschten Zeitraumes.

Wirkung:

L-Dopa ist die Vorstufe des Überträgerstoffes Dopamin im zentralen Nervensystem. Dort erfolgt die Umwandlung zu seiner aktiven Form Dopamin, welches an den entsprechenden Synapsen andockt und damit die Symptome des RLS lindert. Wie L-Dopa im Detail wirkt, muss die Wissenschaft erst noch herausfinden.

Handelsnamen:

Restex, Restex retard, Madopar löslich, Madopar, Madopar CR.

Dosierung:

Zu Beginn der Behandlung sollte L-Dopa in einer Dosis von 50 bis 100 mg eingenommen werden. Entweder als Dauermedikation oder – bei gelegentlichen Beschwerden – nur nach Bedarf.

Nebenwirkungen:

Wie jedes Medikament kann auch L-Dopa zu Nebenwirkungen führen. Meist wird die Einnahme jedoch gut vertragen. Zu den möglichen Nebenwirkungen zählen Augmentation, Übelkeit, Erbrechen, Verstopfung, Schwindel, niedriger Blutdruck, Kreislaufschwäche bei zu raschem Aufstehen, innere Unruhe, Verwirrtheit, Depression, Psychose mit Halluzinationen, Schweißneigung und häufiger Harndrang.

Wechselwirkungen:

Die Wirkung von den Blutdruck senkenden Medikamenten wird durch L-Dopa möglicherweise verstärkt. Die gleichzeitige Einnahme von Säureblockern schwächt die Aufnahme und damit die Wirkung der Substanz ab.

L-Dopa sollte nicht gleichzeitig mit Eiweiß in der Nahrung eingenommen werden, da dies die Resorption im Dünndarm hemmt, d.h. eine Stunde vor oder eine Stunde nach einer Mahlzeit.

Kontraindikationen:

Präparate mit L-Dopa sollten vermieden werden bei Psychosen, schwerer Herz-, Leber- oder Nierenerkrankung oder Glaukom (erhöhtem Augeninnendruck).

Verabreichungsformen:

Nicht retardierte Präparate: Restex, Madopar. Die Wirkung tritt nach etwa 40 Minuten ein und hält dann drei bis vier Stunden an.

Lösliches Präparat: Madopar LT. Es löst sich schneller auf, womit ein schnellerer Wirkungseintritt bereits nach circa 20 Minuten erzielt wird. Die Tablette kommt zur Anwendung, wenn ein rasches Eintreten des Effektes erwünscht ist, zum Beispiel bei akuten Beschwerden.

Retardierte Präparate: Restex retard, Madopar CR. Retard oder CR (continuous release) steht für die kontinuierliche Freigabe des Wirkstoffes über mehrere Stunden. Der Zeitraum bis zum Eintritt des Effektes ist dabei allerdings vermindert, die maximale Plasmakonzentration wird nach etwa drei Stunden erreicht. Die retardierte Form wird eingesetzt, wenn die Wirkung über mehrere Stunden bis zu einem halben Tag anhalten soll.

Opiate

Morphin wird aus dem Schlafmohn gewonnen und zählt zu den Opiaten. Seine Wirkung auf das Restless-Legs-Syndrom wurde bereits im 17. Jahrhundert von dem englischen Arzt und Forscher Thomas Willis geschätzt.

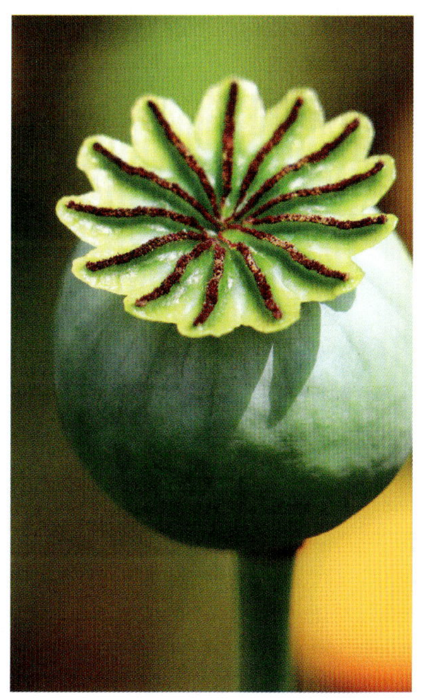

Aufgrund einer möglichen Suchtgefahr setzen wir die Opiate erst in zweiter Linie ein, nämlich bei schwerer bis sehr schwer ausgeprägter Symptomatik, bei Unverträglichkeit der Medikamente erster Wahl oder beim Auftreten von Nebenwirkungen. Dazu zählt insbesondere die sogenannte Augmentation, also die paradoxe Zunahme der RLS-Symptome unter dopaminerger Therapie.

Die Verabreichung erfolgt einschleichend, das heißt zu Beginn wird nur eine kleinere Dosis verordnet, die dann im Laufe von mehreren Tagen bis zur Zieldosis erhöht wird.

Wirkung der Opiate:

Die Opiate wirken schmerzlindernd an den Rezeptoren für Opioide im Gehirn, Rückenmark und auch in den peripheren Organen (z.B. im Darm).

Wirkstoff:

Oxycodon (in Kombination mit Naloxon).

Handelsname:

Targin, Targin retard.

Nebenwirkungen der Opiate:

Zu den möglichen Nebenwirkungen zählen Schwindel und Benommenheit, die Senkung des Blutdrucks, Störungen der Verdauung mit Appetitlosigkeit, Übelkeit und Verstopfung, Kopfschmerzen, verminderte Aktivität, Veränderung der Stimmung oder erschwertes Schlucken.

Verträglichkeit:

Um die Verträglichkeit zu verbessern, wird Oxycodon mit Naloxon kombiniert. Letzteres ist ein Antagonist an den Rezeptoren für Opioide im peripheren Kreislauf und hilft, Nebenwirkungen wie z.B. Verstopfung zu vermindern.

Dosierung:

Die Dosierung beträgt zu Beginn meist 10 mg Oxycodon mit 5 mg Naloxon abends, eventuell zweimal täglich.

Membranstabilisierende Medikamente

Diese werden in erster Linie zur Behandlung von Epilepsien eingesetzt.

Wirkung:

Sie dämpfen die Aktivierung bestimmter Neuronen im zentralen und peripheren Nervensystem. Dadurch wirken sie schmerzmodulierend. Sie werden eingesetzt, wenn ein Polyneuropathiesyndrom vorliegt, wenn die Medikamente erster Wahl nicht vertragen werden oder Nebenwirkungen auftreten.

Präparate:

Gabapentin (Neurontin)
Pregabalin (Lyrica)
Für Perampanel (Fycompa) liegen in letzter Zeit ermutigende Studien vor.

Nebenwirkungen:

Als Nebenwirkungen können insbesondere Müdigkeit, Schwindel sowie eine Beeinträchtigung von Konzentration und Gedächtnis auftreten.

Wechselwirkungen:

Medikamente aus dieser Kategorie sollten möglichst nicht mit anderen dämpfenden Medikamenten, wie zum Beispiel Beruhigungs- und Schlafmittel, kombiniert werden. Auch der Effekt von Alkohol kann sich verstärken.

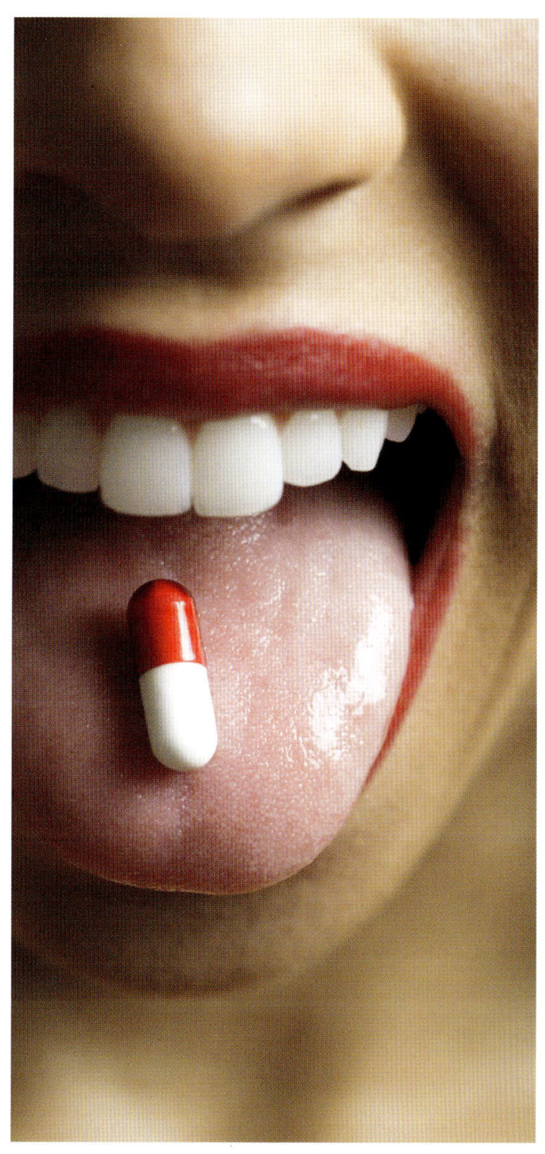

Benzodiazepine

Die Gruppe der Benzodiazepine wird eingesetzt wegen ihrer zahlreichen Effekte auf den Organismus: Sie wirken schlafanstoßend, beruhigend, angstlösend, die Muskeln entspannend und wirken gegen Anfallserkrankungen.

Benzodiazepine vermögen auch die Symptome des Restless-Legs-Syndroms zu verbessern. Allerdings sind sie für diese Indikation nicht zugelassen. Die Verabreichung erfolgt also off-label.

Wirkung:

Die Medikamente aus der Gruppe der Benzodiazepine aktivieren die Rezeptoren für den hemmenden Neurotransmitter GABA (Gamma-Amino-Buttersäure) und senken damit die Erregbarkeit der Nervenmembran. Damit sind die Nervenzellen, welche diesen Rezeptor tragen, weniger aktivierbar.

Handelsnamen:

Es gibt eine ganze Reihe von Substanzen aus dieser Gruppe. Dazu zählen zum Beispiel Clonazepam (Handelsname: Rivotril), Lorazepam (Temesta), Diazepam (Valium) oder Triazolam (Halcion).

Dosierung:

Zum Beispiel Clonazepam 2 mg bei Bedarf.

Nebenwirkungen:

Achtung: Aufgrund der Möglichkeit einer Abhängigkeit sollten die Benzodiazepine nicht als Dauertherapie verordnet werden. Sie eignen sich aus diesem Grund nur zum Einsatz bei akuter starker Verschlechterung einer RLS-Symptomatik, wenn die sonst eingesetzten Medikamente nicht ausreichen. Außerdem treten bei längerer Einnahme Gewöhnungseffekte und ein Drang zur Dosissteigerung auf. Weitere wichtige Nebenwirkungen der Benzodiazepine sind Müdigkeit und Muskelschwäche.

Wechselwirkungen:

Sie können die Wirkung von Alkohol und Beruhigungsmitteln verstärken.

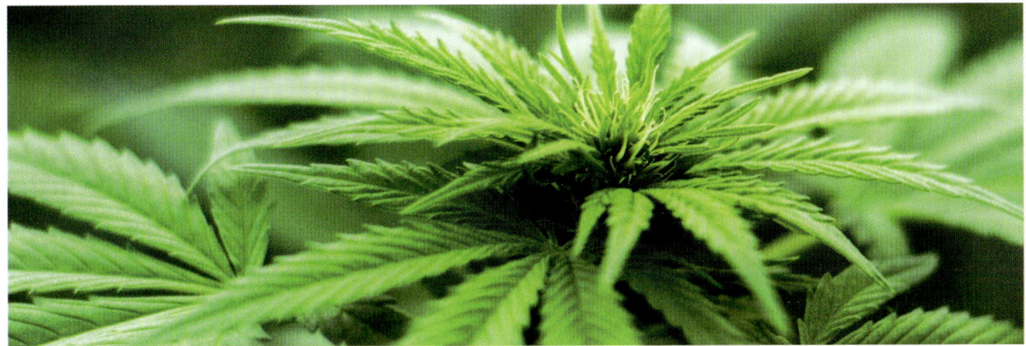

Cannabis

Cannabis findet in der Medizin seit Jahrtausenden Anwendung bei verschiedenen Krankheiten. War es während der letzten Jahrzehnte verschrien als Rauschmittel, so wird Cannabis jetzt als hochwirksames Medikament wiederentdeckt. Insbesondere in der Schmerztherapie, beim chronischen neuropathischen Schmerz, wird es inzwischen erfolgreich angewendet. Es zeigt eine schmerzlindernde, muskelentspannende und beruhigende Wirkung. Die modernen pharmazeutischen Zubereitungen weisen kaum noch einen euphorisierenden Effekt auf. Es gibt ernstzunehmende Hinweise darauf, dass Cannabis auch beim Restless-Legs-Syndrom erfolgreich eingesetzt werden kann. Die wissenschaftliche Evidenz dafür befindet sich derzeit noch im Stadium von Einzelfallberichten. Patienten, denen Cannabis als Tropfen oder Kapseln verabreicht wurde, geben an, dass Cannabis ihre Restless-Legs-Beschwerden deutlich zu lindern oder sogar zu beseitigen vermag. Es ist zu hoffen, dass weitere und größere wissenschaftliche Studien die Wirksamkeit von Cannabis auch beim Restless-Legs-Syndrom zeigen werden. Die Verordnung muss im Rahmen des Betäubungsmittel- bzw. Suchtmittelgesetzes erfolgen.

Präparat:

Dronabinol

Zusätzliche Medikamente

Welche Medikamente dürfen bei RLS und Depression eingenommen werden?

Beim Auftreten einer zusätzlichen Depression besteht die erste Maßnahme in der Behandlung des Restless-Legs-Syndroms selbst, denn wenn sich die Bewegungsunruhe der Beine und die damit zusammenhängende Ruhelosigkeit und Schlafstörungen bessern, dann legt sich damit häufig auch die Depression.

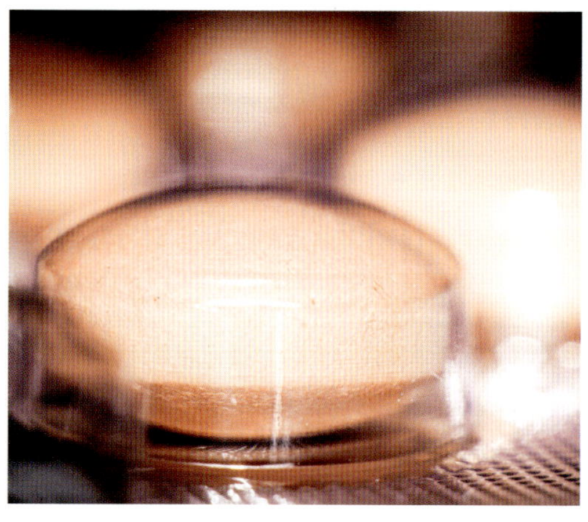

Sollte sie dennoch fortbestehen, muss an eine zusätzliche antidepressive Therapie gedacht werden. Die Behandlung einer Depression ruht auf mehreren Säulen: Psychotherapie, Bewegung, Entspannungstraining und Medikamente. Bei einer leichten Depression kommt man häufig ohne die Einnahme von Psychopharmaka aus, in schwereren Fällen geht es meist nicht ohne eine zusätzliche medikamentöse Behandlung.

Beim Restless-Legs-Syndrom können viele der antidepressiv wirkenden Medikamente nicht eingenommen werden, weil sie die Beschwerden des RLS verschlimmern.

Doch auch für diesen Fall stehen Wirkstoffe zur Verfügung: Bei ausgeprägten Schlafstörungen und innerer Unruhe ist die Einnahme von Trazodon (Handelsnamen: z.B. Trittico, Thombran) empfehlenswert. Dabei handelt es sich um ein Antidepressivum mit sedierender Wirkung, welches auch bei Schlafstörungen Verwendung findet. Es sollte mit einer abendlichen Dosis von 50 bis 100 mg begonnen werden, wenn nötig wird die Dosis im weiteren Verlauf noch etwas gesteigert. Der individuelle Effekt muss allerdings immer kontrolliert werden, da manchmal auch eine Zunahme der RLS-Symptome beobachtet werden kann. An Nebenwirkungen sollte vor allem die sedierende Wirkung in Betracht gezogen werden, welche zu Tagesmüdigkeit führen kann. Eventuell kommt es auch zum Auftreten von Schwindel mit einer verlangsamten Anpassung des Kreislaufes bei raschem Aufstehen.

Als weitere Alternative steht Bupropion (Handelsnamen: Wellbutrin, Elontril) zur Verfügung. Dies ist ein antidepressives Medikament, welches stärker antriebssteigernd wirkt. Bupropion hemmt im Gehirn die Wiederaufnahme von Noradrenalin und Dopamin, in geringerem Maße auch von Serotonin, in die Nervenzellen, damit erhöht es die Menge dieser antidepressiv wirkenden Überträgerstoffe im synaptischen Spalt. Es führt manchmal zu Mundtrockenheit, innerer Unruhe, Zittern und eventuell Schlaflosigkeit. In sehr hohen Dosen kann es auch Krampfanfälle auslösen.

Eine Depression im Rahmen eines Restless-Legs-Syndroms sollte möglichst fachärztlich abgeklärt und behandelt werden. Es ist wichtig, die verschiedenen Therapiemöglichkeiten im Auge zu behalten und je nach Schweregrad der Depression zu kombinieren.

Nicht medikamentöse Therapie

Benötige ich eine nicht medikamentöse Behandlung meines RLS?

Bei leichteren Beschwerden, die nur gelegentlich auftreten, finden viele Betroffene mit den folgenden einfachen Maßnahmen das Auslangen. Doch auch bei mittelschweren bis schweren Verlaufsformen empfiehlt es sich, zusätzlich die nicht medikamentösen Maßnahmen einzusetzen. Sie vermindern die Beschwerden und können im günstigsten Falle auch helfen, die Dosis der notwendigen Medikamente möglichst gering zu halten und damit das Auftreten von Nebenwirkungen zu vermeiden.

- Als erster Schritt kommen einfache physikalische Anwendungen zum Einsatz: Kühlen der Beine, Einreiben derselben mit Franzbranntwein, leichte Massagen, leichtes Dehnen oder ein kleiner Spaziergang vor dem Zubettgehen.
- Manchmal hilft eine Verbesserung der Schlafhygiene.
- Einige Patienten berichten über eine Verbesserung der RLS-Beschwerden durch sexuelle Aktivität.
- Weiters empfiehlt sich eine bewusste Ernährung mit Weglassen von bestimmten Nahrungsmitteln, welche die Beschwerden auslösen. Es ist häufig individuell verschieden, welche Speisen und Getränke vertragen werden.
- Auch komplementärmedizinische Behandlungen können helfen.

Was können Sie noch selbst tun?

Lebensstilmedizin

Der Lebensstil entscheidet wesentlich über die Ausprägung der Symptome mit. Bereits kleine Änderungen in den täglichen Gewohnheiten betreffend Ernährung, Bewegung und Schlaf können dazu beitragen, die Beschwerden des Restless-Legs-Syndroms entscheidend zu lindern.

Verbessern Sie Ihre Schlafhygiene

Gerade beim Restless-Legs-Syndrom gilt es, die Schlafhygiene zu optimieren, um möglichst gute Voraussetzungen für einen gesunden Schlaf zu schaffen und andere störende Faktoren zu eliminieren. Gehen Sie immer ungefähr zur gleichen Zeit ins Bett. Ihr Körper wird sich innerhalb weniger Tage daran gewöhnen, seinen biologischen Rhythmus rasch darauf einstellen und immer zur gleichen Zeit müde werden. Halten Sie die Temperatur im Schlafzimmer etwas kühler als in der übrigen Wohnung. Der Raum sollte möglichst lärmfrei und ruhig sein.

Nehmen Sie keine schweren Mahlzeiten vor dem Schlafengehen zu sich. Überhaupt empfiehlt sich ein möglichst frühes Abendessen, zumindest einige Stunden vor der Nachtruhe. Alkohol verändert das Schlafmuster. Zwar kann der Genuss von Alkohol das Einschlafen erleichtern, er beeinträchtigt die Schlafarchitektur allerdings negativ und verändert die Schlafphasen in ihrem Ablauf, so dass die nächtliche Erholung leidet.

Auch der Genuss von Kaffee und schwarzem Tee sollte insgesamt möglichst reduziert werden, da die aktivierende Wirkung dieser Getränke einem gesunden Schlaf entgegensteht und selbst die RLS-Beschwerden verschlechtert. Während der letzten Stunde vor dem Schlafengehen sollten Sie Ihren Körper und Ihren Geist zur Ruhe kommen lassen und ruhige Aktivitäten pflegen, wie Tagebuchschreiben oder Lesen. Wenn Sie immer das gleiche Ritual vor dem Schlafengehen absolvieren, wird sich wie von selbst eine innere Ruhe und Müdigkeit einstellen. Die Routine ergibt sich schon durch das Zähneputzen, die Körperpflege, das Anziehen des Pyjamas ...

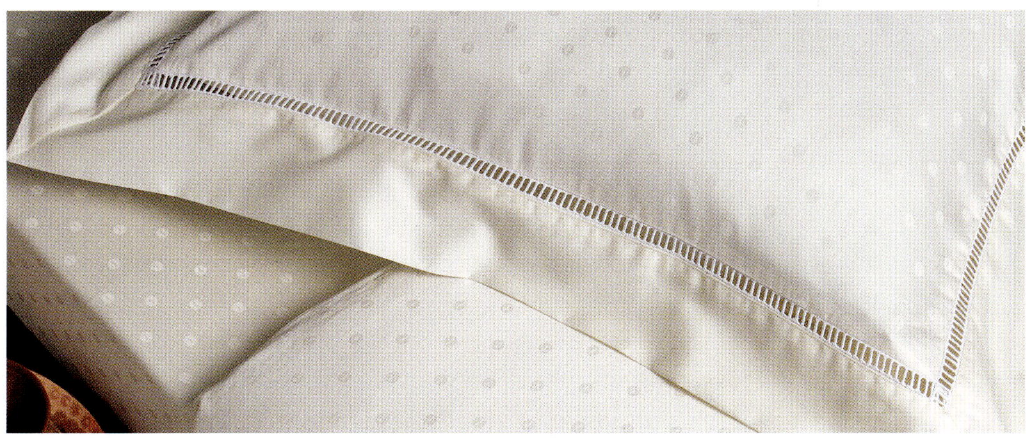

Wenn Sie einmal nicht schlafen können, empfiehlt es sich, das Bett zu verlassen. Überhaupt sollte das Bett nur für die Nachtruhe da sein.

Bei schweren Schlafstörungen kann es mitunter hilfreich sein, ein Schlaftagebuch zu führen. Darin trägt man nicht nur die tägliche Dauer des Schlafes und die Schlafstörungen ein, sondern auch die abendlichen Aktivitäten und Mahlzeiten. Diese einfache Maßnahme macht das persönliche Schlafverhalten bewusst und hilft, den individuellen Lebensstil anzupassen.

Physikalische Therapie

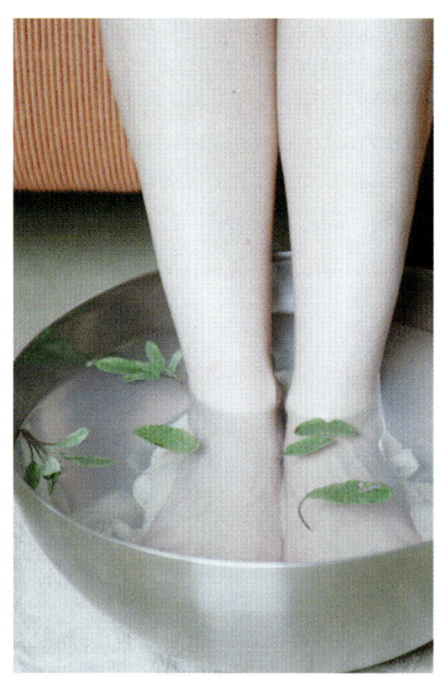

Kälte

Vom RLS Betroffene berichten häufig, dass ihnen bereits einfache Maßnahmen wie das Kühlen der Beine vor dem Schlafengehen durch ein Fußbad mit kaltem Wasser oder das Auflegen von Coolpacks auf die Beine Erleichterung verschaffen. Manche greifen zu einem alten Hausmittel und reiben die Beine vor der Nachtruhe mit Franzbranntwein ein. Die Verdunstung des Ethanols besitzt einen kühlenden Effekt und fördert zusammen mit den hinzugefügten ätherischen Ölen die Durchblutung von Haut, Muskulatur und Bindegewebe. In leichteren Fällen reicht dies allein manchmal schon aus. Aber auch in schwereren Fällen empfiehlt sich die Therapie durch Kälte als Ergänzung zur Medikation.

Elektrischer Strom

Einige Patienten berichten über positive Effekte einer Behandlung mit elektrischem Strom. Bei der transkutanen Elektrostimulation (TENS) wirkt ein sanfter Gleichstrom über auf die Haut geklebte Elektroden für jeweils etwa 20 Minuten auf die betroffenen Extremitäten ein. Dies erzielt eine Schmerzlinderung sowie eine Förderung der Durchblutung. Beim Vorliegen einer Polyneuropathie findet neuerdings auch die hochfrequente Elektrostimulation mit niedriger Intensität Anwendung. Über eine positive Wirkung beim Restless-Legs-Syndrom liegen derzeit dazu allerdings noch keine wissenschaftlich fundierten Berichte vor.

Kompression

Die Anwendung von Kompressionsstrümpfen könnte sich beim Restless-Legs-Syndrom positiv auswirken. Diese werden intermittierend eingesetzt, also jeweils beim Auftreten der Symptome, zum Beispiel abends beim Einschlafen. Die Kompression der Beine fördert die Venentätigkeit und den Abtransport der Lymphe. Sie findet immer mehr Einsatzgebiete, insbesondere in der Sportmedizin.

Bewegen Sie sich

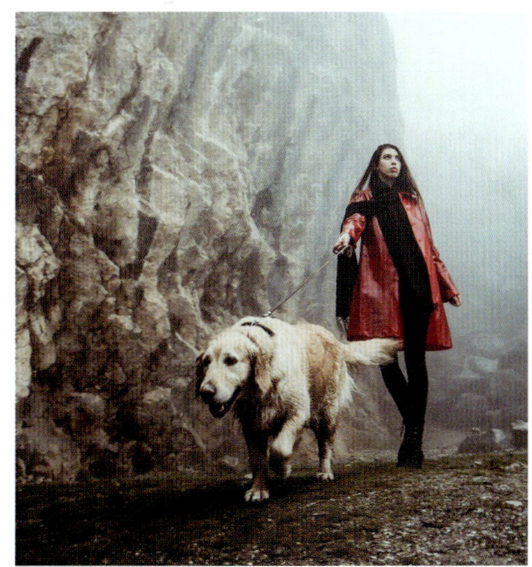

Ein kleiner Spaziergang vor dem Schlafengehen, eine sanfte Massage der Beine oder leichte Dehnübungen vor dem Einschlafen reduzieren die Restless-Legs-Beschwerden und fördern den Schlaf. Auch tägliches Stretching oder Yoga helfen vielfach. Wer täglich längere Zeit am Schreibtisch arbeitet, könnte sich als Alternative zum ständigen Sitzen ein Stehpult zulegen und damit sitzende Stunden reduzieren.

Aber Achtung: Zu große oder ungewohnte sportliche Aktivitäten während des Tages verschlechtern häufig die nächtlichen Beschwerden eines RLS. Dasselbe gilt für anstrengende körperliche Aktivitäten in den Stunden vor dem Zubettgehen. Außergewöhnlich intensive physische Anstrengungen lassen den Sympathikus anspringen, das ist der Teil unseres vegetativen Nervensystems, der uns wach macht und mit Energie versorgt. Diese Aktivierung des Sympathikus verhindert allerdings das Einschlafen und führt manchmal sogar beim Gesunden zu unruhigen Beinen.

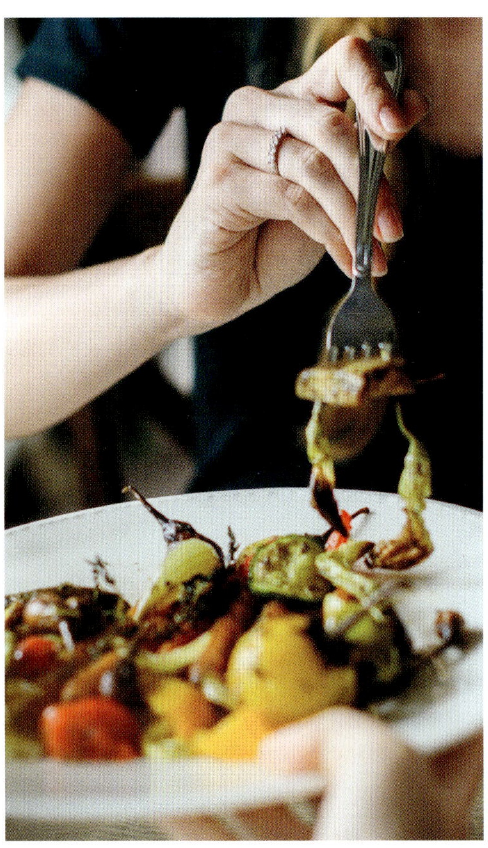

Ernährung

Eine Reihe von Nahrungsmitteln kann die Symptome eines RLS verschlechtern oder überhaupt auslösen. Dazu zählen stimulierende bzw. koffeinhaltige Nahrungsmittel wie Kaffee, schwarzer Tee, Energy-Drinks, Cola, Mate-Tee oder Guaraná. Alkohol beeinflusst die Schlafstruktur negativ. Lightprodukte, die den künstlichen Süßstoff Saccharin enthalten, können sich ebenfalls negativ auswirken. Auch der Geschmacksverstärker Glutamat wirkt auf das Nervensystem und löst manchmal RLS-Beschwerden aus.

Ernährungstagebuch

Einige Nahrungsmittel verschlechtern die Symptome des RLS. Bestimmte Faustregeln können dabei als erster Anhaltspunkt dienen: Stimulanzien wie Kaffee oder Alkohol lösen bei manchen Betroffenen die Beschwerden aus. In manchen

Fällen hilft das Führen eines Ernährungstagebuches, um schlechter verträgliche Nahrungsmittel zu identifizieren. Dabei ist auf den zeitlichen Zusammenhang zwischen dem Genuss eines bestimmten Nahrungsmittels und dem Auftreten oder der Verschlechterung eines Restless-Legs-Syndroms zu achten. Häufig reicht es dann aus, die betreffenden Nahrungs- und Genussmittel einfach wegzulassen.

Sex

Immer wieder berichten Betroffene, dass sexuelle Aktivität – mit dem Partner oder auch ohne – bei akuten, starken Restless-Legs-Beschwerden Abhilfe schafft.

Wissenschaftler vermuten, dass die Freisetzung von Dopamin und endogenen Opiaten im Gehirn während des Orgasmus die Symptome des Restless-Legs-Syndroms vorübergehend bessert und dadurch das Einschlafen erleichtert.

Physiotherapie und Massage

Ergänzend zur medikamentösen Therapie sollte eine Physiotherapie in Betracht gezogen werden. Eine regelmäßig durchgeführte leichte Gymnastik, bestehend aus der Kombination von kräftigenden Übungen für die Beine, Dehnübungen und sanften Massagen vor dem Einschlafen, lindert die Beschwerden des Restless-Legs-Syndroms.

Der Einfluss der Psyche

Es ist bekannt, dass sich das RLS auf die Psyche auswirkt und über Schlaflosigkeit und Ruhelosigkeit zu Depressionen, Ängsten und innerer Unruhe führt. Aber auch umgekehrt besteht die Möglichkeit, dass die Seele sich auf das RLS auswirkt. So vermag großer Stress die Symptome des Restless-Legs-Syndroms zu verstärken. Daher kommt gerade dem konstruktiven Umgang mit belastenden Faktoren im Leben eine entscheidende Rolle zu.

Stressmanagement

Wie aber können Sie Ihren persönlichen Stress reduzieren? Eine psychologische Beratung oder ein persönliches Coaching tragen dazu bei, die in jedem Leben vorkommenden Stressoren zu reduzieren oder die eigene Einstellung dazu zu ändern. Allein das Ansprechen belastender Situationen mit einem Therapeuten führt häufig zu Entlastung und steigert das Wohlbefinden oft dramatisch.

Entspannungstraining

Gerade wenn die Entspannung schwerfällt, weil der Körper nicht zur Ruhe kommen will, erweist sich das regelmäßige Üben einer der bekannten Techniken als hilfreich.

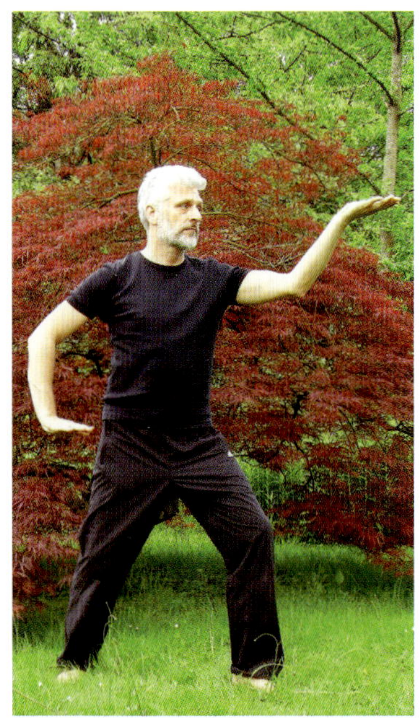

Einige der bewährten Entspannungsverfahren wie Autogenes Training oder Meditation können beim RLS nicht eingesetzt werden, zumindest nicht ohne medikamentöse Hilfe. Denn die unruhigen Beine treten erst recht in den Situationen auf, wo man die Extremitäten still halten möchte. Daher bewähren sich hier solche Praktiken, die mit sanften Bewegungen des Körpers arbeiten.

Qigong

Qigong ist eine Methode aus dem alten China, welche mit Hilfe von sanften Bewegungen die Bewusstheit für die Energieflüsse im Körper stärkt und zugleich den Organismus kräftigt und entspannt. Damit eignet es sich auch, um den Beschwerden des Restless-Legs-Syndroms positiv entgegenzuwirken. Es existieren mehrere tausend verschiedene

Übungen in den einzelnen Richtungen des Qigong. Doch keine Angst, in einem Kurs lässt sich dieses hoch wirksame Verfahren leicht erlernen.

Yoga

Yoga ist eine mehrere tausend Jahre alte Methode der Versenkung, welche mittels einer Kombination aus Atemübungen und Körperhaltungen erreicht wird. Durch die Bewegung und das sanfte Dehnen des ganzen Körpers eignet sich gerade Yoga, um die Beschwerden des RLS zu lindern und das Einschlafen zu fördern. Wie die Sportwissenschaft inzwischen weiß, kräftigt systematisches Dehnen zugleich die Muskulatur. Zusätzlich werden aber auch Bänder, Sehnen und Knochen gestärkt. Außerdem führt Yoga zu einer Besserung der Stimmungslage und zu mehr Selbstvertrauen. Der Lifestyle-Faktor ist nicht zu vernachlässigen. Yoga liegt einfach im Trend.

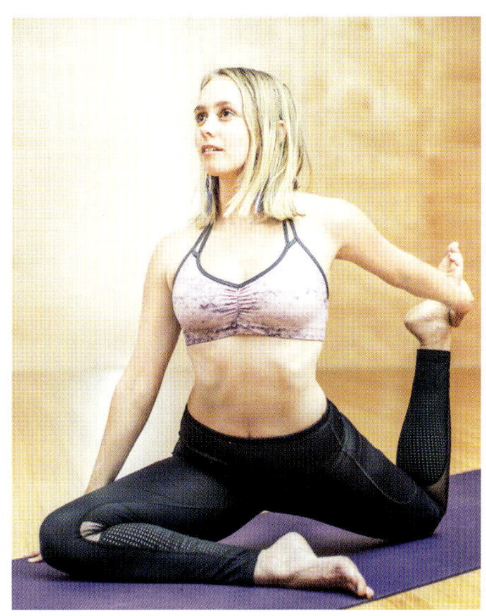

Achtsamkeit

In den letzten Jahren hat das Verfahren der achtsamkeitsbasierten Stressreduktion (MBSR – Mindfulness Based Stress Reduction) an Bedeutung gewonnen. Dieses wurde vom amerikanischen Forscher und Molekularbiologen Jon Kabat-Zinn aus der Weltanschauung fernöstlicher Religionen entwickelt. Dabei kommen Elemente aus dem Yoga und dem Zen zum Einsatz. Kurz zusammengefasst geht es darum, die Wahrnehmung des eigenen Körpers und der Umgebung durchgehend bewusst zu halten und mit der Aufmerksamkeit im Hier und Jetzt zu bleiben. Die positive Wirkung der MBSR auf Schmerzen, Infektionsneigung, Depressionen und psychosomatische Erkrankungen (unter anderem) wurde wissenschaftlich inzwischen gut belegt. MBSR lässt sich am besten in einem Seminar erlernen.

Komplementärmedizin

Bisher liegt wenig wissenschaftliche Evidenz über die Wirksamkeit der Komplementärmedizin bei RLS-Beschwerden vor. Trotzdem könnte eine komplementäre Behandlung mit einem der folgenden Verfahren Erleichterung bei RLS bringen:

Akupunktur, **traditionelle chinesische Medizin** oder **Ayurveda**. Die unruhigen Beine werden mit den aktiven oder Yang-Elementen in Verbindung gebracht: Wind und Feuer. Beide stehen für Aktivität sowie geistige und körperliche Unruhe. Das Ziel der Therapie besteht demzufolge darin, Faktoren zu meiden, welche dieses Yang steigern, also Überaktivität, zu spätes Zubettgehen, körperliche und seelische Überanstrengung, aktivierende Lebensmittel wie zum Beispiel Alkohol, Fleisch, Zwiebeln und Knoblauch. Umgekehrt sollte man die innere Ruhe und den Ausgleich suchen beziehungsweise Nahrungsmittel und Heilkräuter einnehmen, welche das Yin-Element stärken.

Die **Homöopathie**, also die Anwendung von Substanzen in hoher Verdünnung, ist für sich genommen beim Restless-Legs-Syndrom nicht wirksam. Es spricht aber nichts gegen eine ergänzende Behandlung zu den in diesem Buch geschilderten Maßnahmen. Homöopathika lassen sich mit allen erwähnten Medikamenten kombinieren.

Deutung des RLS nach Ruediger Dahlke

Der in Österreich lebende Ganzheitsmediziner Ruediger Dahlke vertritt die Ansicht, dass die ruhelosen Beine in der Nacht Impulse ausleben, die der Betroffene tagsüber verdrängt, also nicht eingelöste Schritte im Leben. Dahlke schreibt dazu: „Unruhige Beine (Restless Legs) zeigen das Bedürfnis, zu gehen und voranzukommen, was offensichtlich in die Nacht verdrängt wurde und sich nun störend und wenig produktiv entlädt. Und natürlich geht es nicht um lange Spaziergänge und Wandertouren, sondern um Schritte im Leben, wobei aber Erstere auch eine gewisse Entlastung mit sich bringen können. Doch generell gilt: Wer seinen Tag – statt ganz entspannt im Hier und Jetzt – völlig verkrampft im Wenn und Aber verbringt, muss damit rechnen, dass sich nachts entlädt, was tagsüber nicht zum Zuge kam." So gesehen wäre die Lösung nach Dahlke, die inneren Blockaden der Bewegung sowohl im wörtlichen als auch im übertragenen Sinne aufzulösen und mit Freude im Leben wieder in Bewegung zu kommen.

Aromatherapie

Die Verwendung von ätherischen Ölen vermag in leichteren Fällen eine Linderung des RLS zu verschaffen. In schwereren Fällen können sie zusätzlich zu einer medikamentösen Therapie eingesetzt werden.

Anwendung finden vor allem Substanzen mit beruhigendem, muskelentspannendem, krampflösendem und schmerzlinderndem Effekt. Sie werden entweder über die Atemluft, als Zusatz im Badewasser oder lokal in Form von Einreibungen der Beine eingesetzt.

Gute Wirkung sollen hier insbesondere folgende natürliche Wirkstoffe zeigen:

- Lemongrass (kühlend, anregend, die Konzentration fördernd),
- Lavendel (erfrischend, die Stimmung hebend, den Schlaf fördernd),

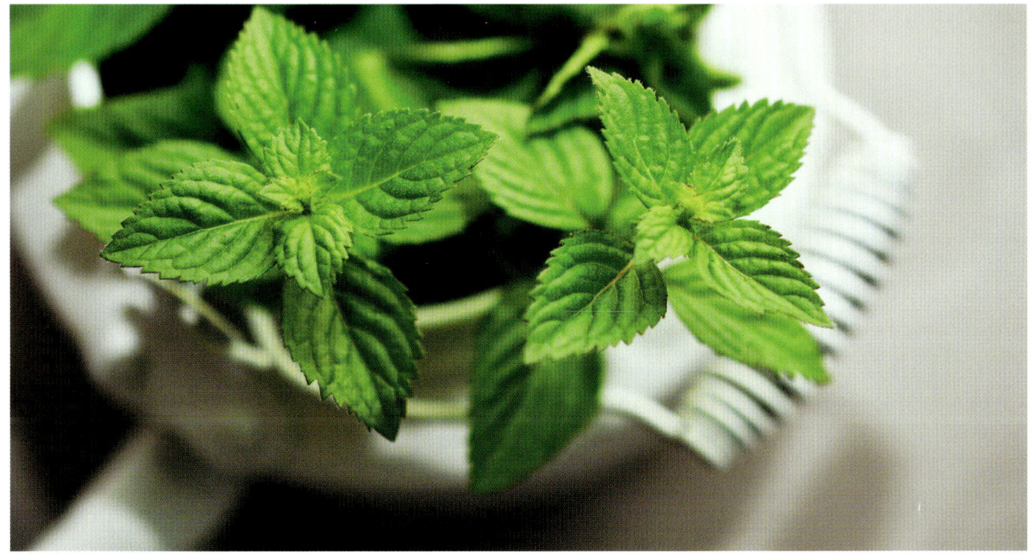

- Majoran (beruhigend, stärkend),
- Pfefferminz (kühlend, erfrischend),
- Ingwer (wärmend, anregend),
- Jasmin (entspannend, harmonisierend),
- römische Kamille (erfrischend),
- Schafgarbe (beruhigend, entspannend),
- Zimtnelke (die Durchblutung fördernd),
- Basilikum (belebend),
- Bergamotte (beruhigend, angstlösend),
- Rosmarin (anregend, ausgleichend),
- Weihrauch (euphorisierend).

(Quelle: Lexikon der Aromatherapie. www.lexikon-der-aromatherapie.de)

PRÄVENTION DES RESTLESS-LEGS-SYNDROMS

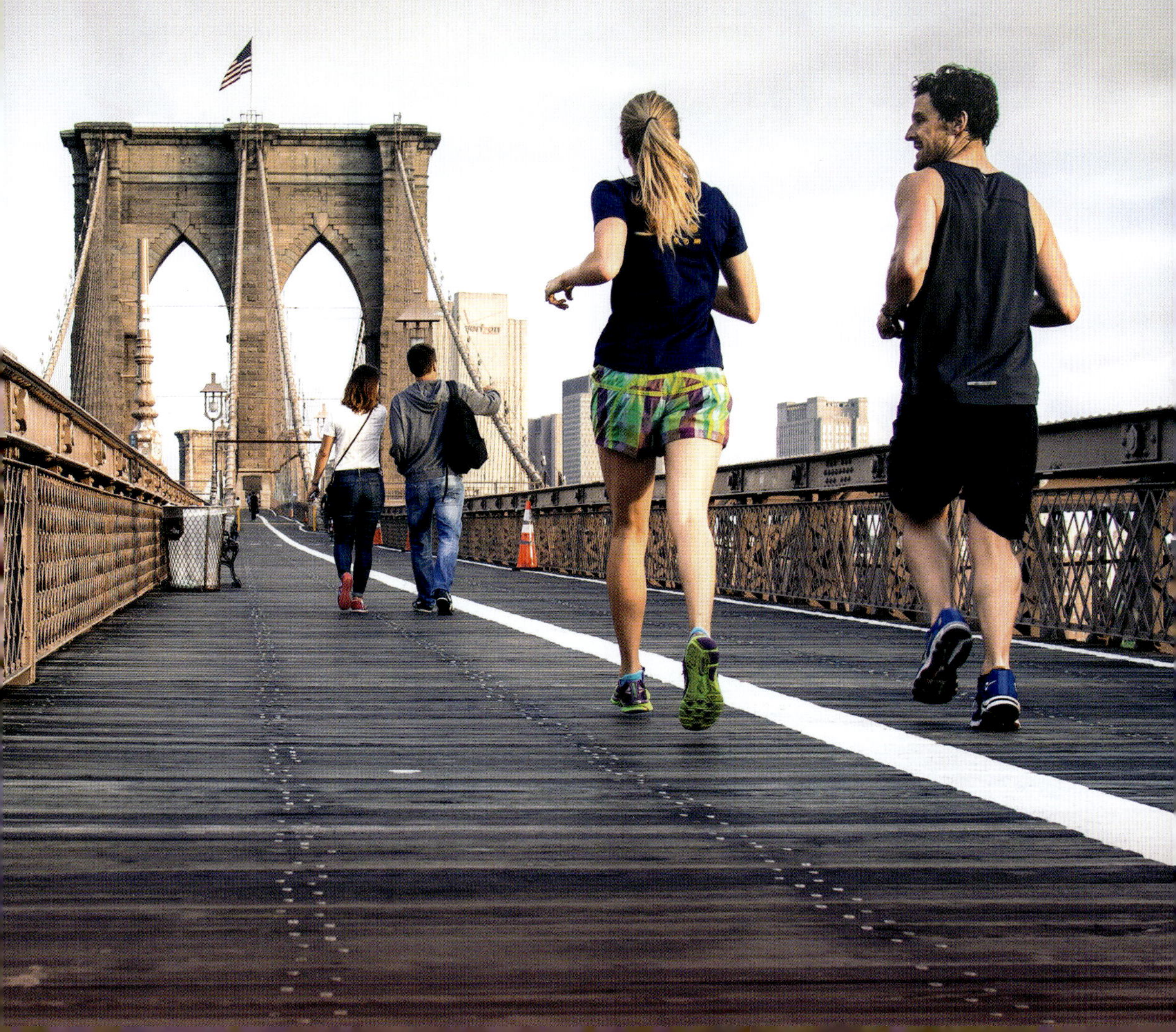

Prävention des Restless-Legs-Syndroms

Manchmal stellen Angehörige von Betroffenen die Frage, ob es möglich sei, der Entstehung eines Restless-Legs-Syndroms vorzubeugen. Leider gibt es keine Möglichkeit, das Auftreten dieser Erkrankung direkt zu verhindern.

Grundsätzlich kann aber eine allgemein gesunde Lebensweise empfohlen werden mit ausreichender Bewegung, Entspannung, Stressmanagement sowie gesunder Ernährung, welche Mangelzustände vermeidet, die Organe des Körpers schützt und Krankheiten vorbeugt.

Wenn in der eigenen Familie bereits Restless Legs diagnostiziert wurde, besteht für alle Angehörigen ein höheres Risiko, ebenfalls daran zu erkranken. Daher ist gerade in diesen Fällen jede Präventionsmaßnahme sinnvoll und empfehlenswert.

Folgende sportliche Aktivitäten sind für jeden leicht in den Alltag zu integrieren und besitzen trotzdem eine hohe Wirksamkeit:

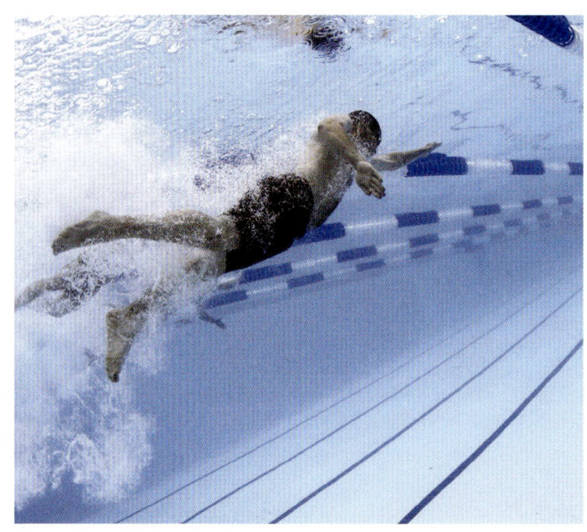

- Wenn möglich sollte man 4 × in der Woche zumindest eine halbe Stunde flott Gehen.
- Eine gute Alternative zum Gehen bietet das Fahrradfahren.
- Auch regelmäßiges Schwimmen ist eine gute Möglichkeit, die Muskulatur durchzubewegen, sie zu dehnen und zu kräftigen.

Diese Maßnahmen steigern das Wohlbefinden und die Konstitution. Sie helfen natürlich auch bereits Erkrankten.

IN EINER SELBSTHILFEGRUPPE AKTIV WERDEN

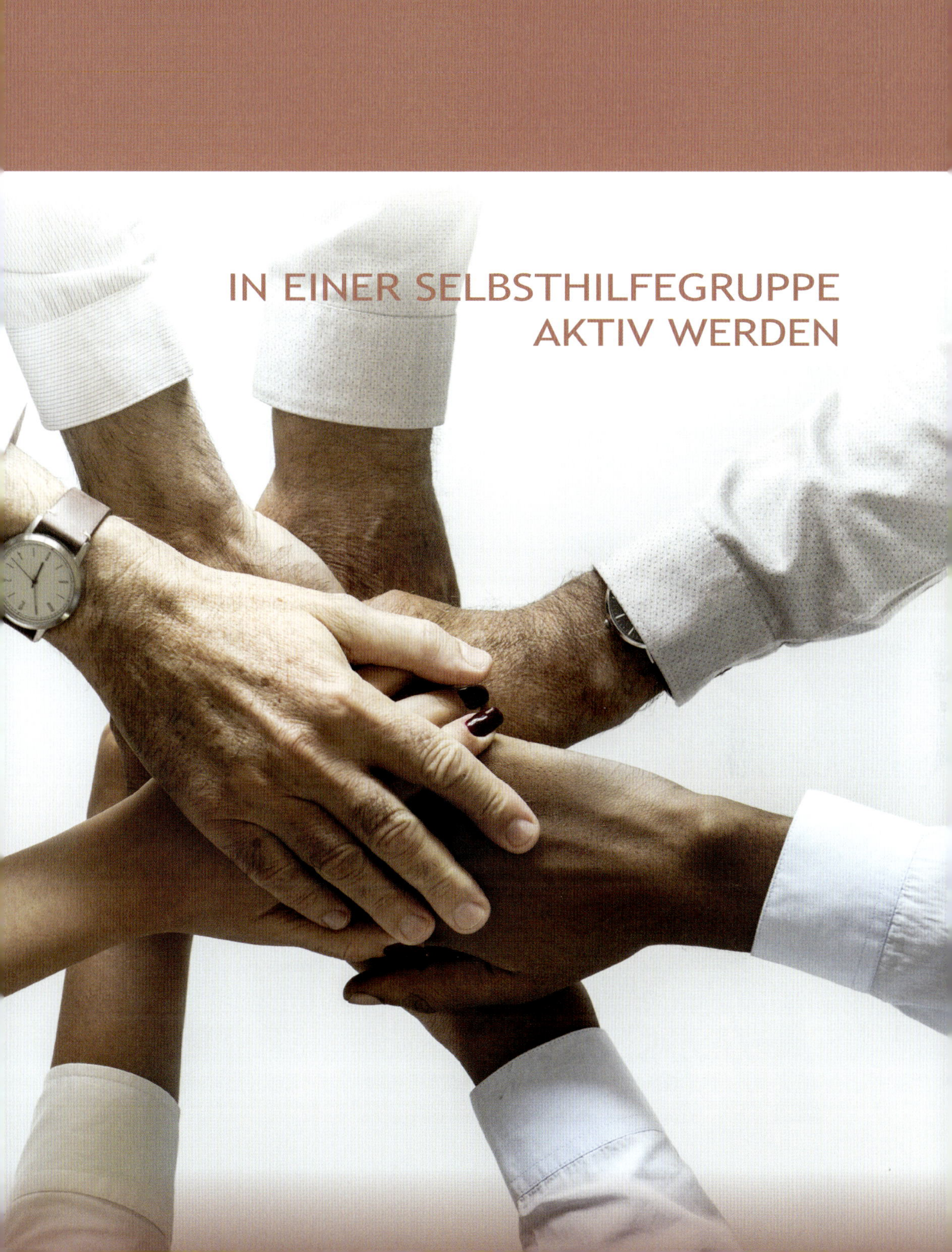

In einer Selbsthilfegruppe aktiv werden

Wenn Sie bereits seit längerer Zeit am Restless-Legs-Syndrom leiden, Ihre Beschwerden sehr hartnäckig sind, die Therapie zu wenig anschlägt oder Sie sich einfach eingehender mit dem Thema beschäftigen wollen, dann empfehle ich Ihnen die Teilnahme an einer Selbsthilfegruppe. Dabei kommen Betroffene in regelmäßigen Abständen zum Erfahrungsaustausch zusammen. Häufig werden dort auch Ärzte, die sich auf diese Krankheit spezialisiert haben, zu Vorträgen und Diskussionen eingeladen. Je mehr Sie über Ihre Krankheit in Erfahrung bringen, desto besser werden Sie, gemeinsam mit Ihrem behandelnden Arzt, die Symptome in den Griff bekommen. Außerdem ist die soziale Seite nicht zu vernachlässigen: Es macht einfach Freude, regelmäßig Menschen zu treffen und gemeinsame Aktivitäten zu pflegen.

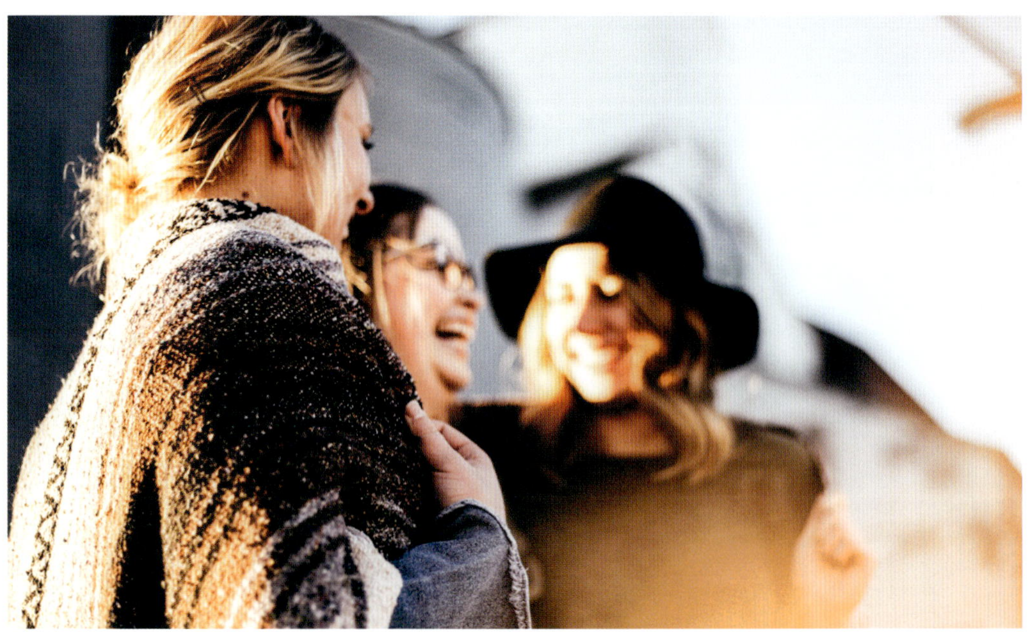

ZUSAMMENFASSUNG: „DER MÜNDIGE PATIENT“

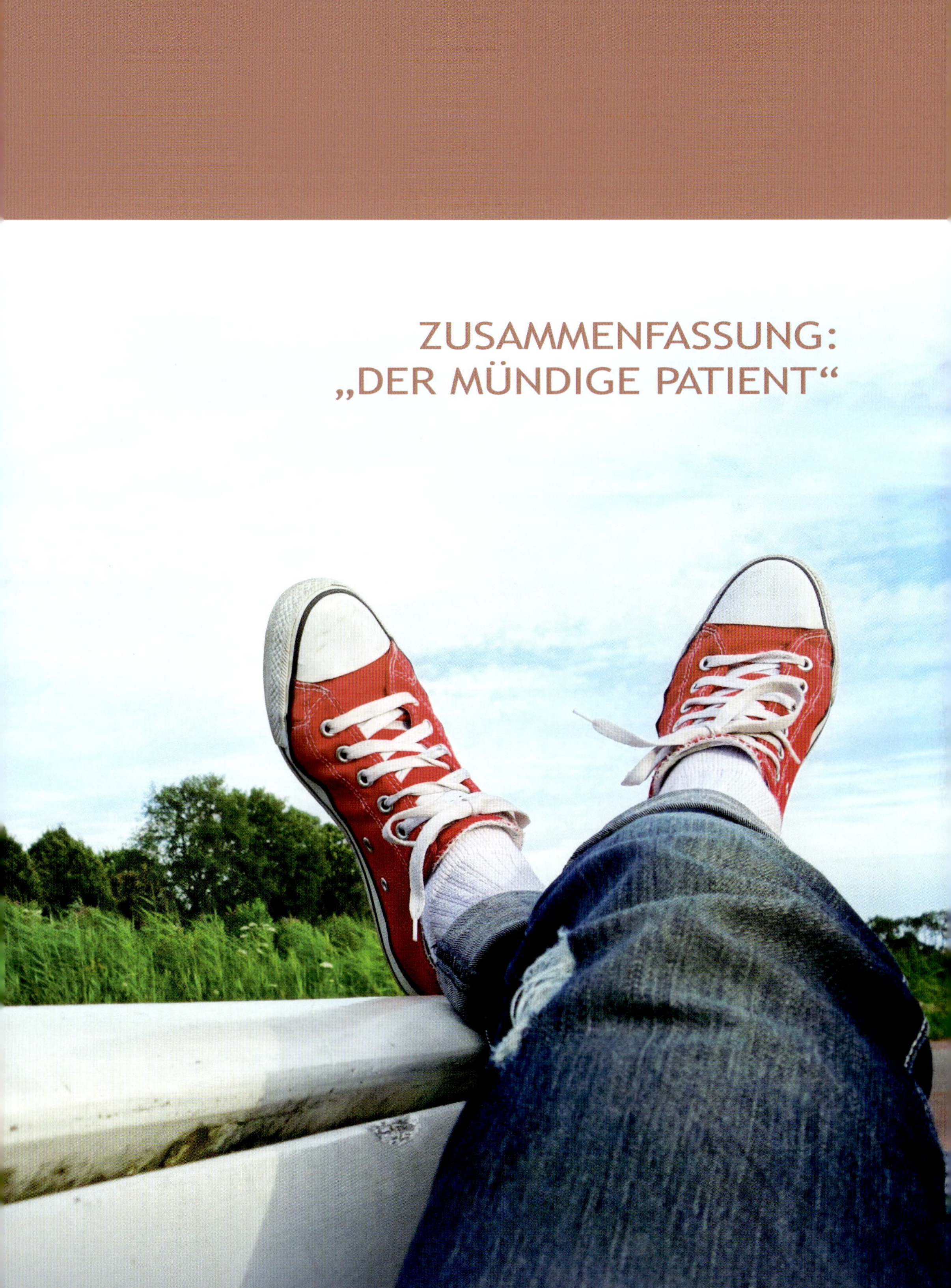

Zusammenfassung: „Der mündige Patient“

Noch nie war es so leicht wie heute, sich zu einem Thema Informationen zu beschaffen. Trotzdem kann es gerade deshalb schwierig sein, sich in der Flut von Informationen zurechtzufinden.

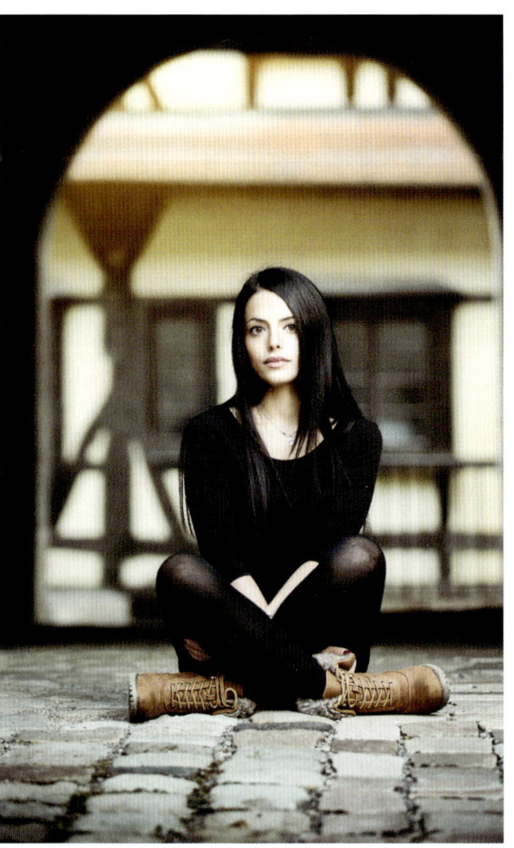

Je mehr Sie über Ihre Krankheit und die damit zusammenhängenden Möglichkeiten der Diagnostik und Therapie wissen, desto besser werden Sie mit ihr zurechtkommen.

Dazu möchte dieses Buch einen Beitrag leisten.

Es empfiehlt sich auf jeden Fall zusätzlich, den Rat eines Experten auf diesem Gebiet einzuholen. Jeder Arzt kennt das Phänomen, dass sich Patienten im Internet auf eine ausgefallene Krankheit als Ursache ihrer Symptome fixieren und dabei irrationale Ängste entwickeln. Natürlich gibt es auch den umgekehrten Fall, wo ein Patient schon mit der richtigen Diagnose zu mir kommt. Daher empfehle ich: Informieren Sie sich ausgiebig, aber verzichten Sie deshalb nicht darauf, die Erfahrung Ihres Arztes in Anspruch zu nehmen.

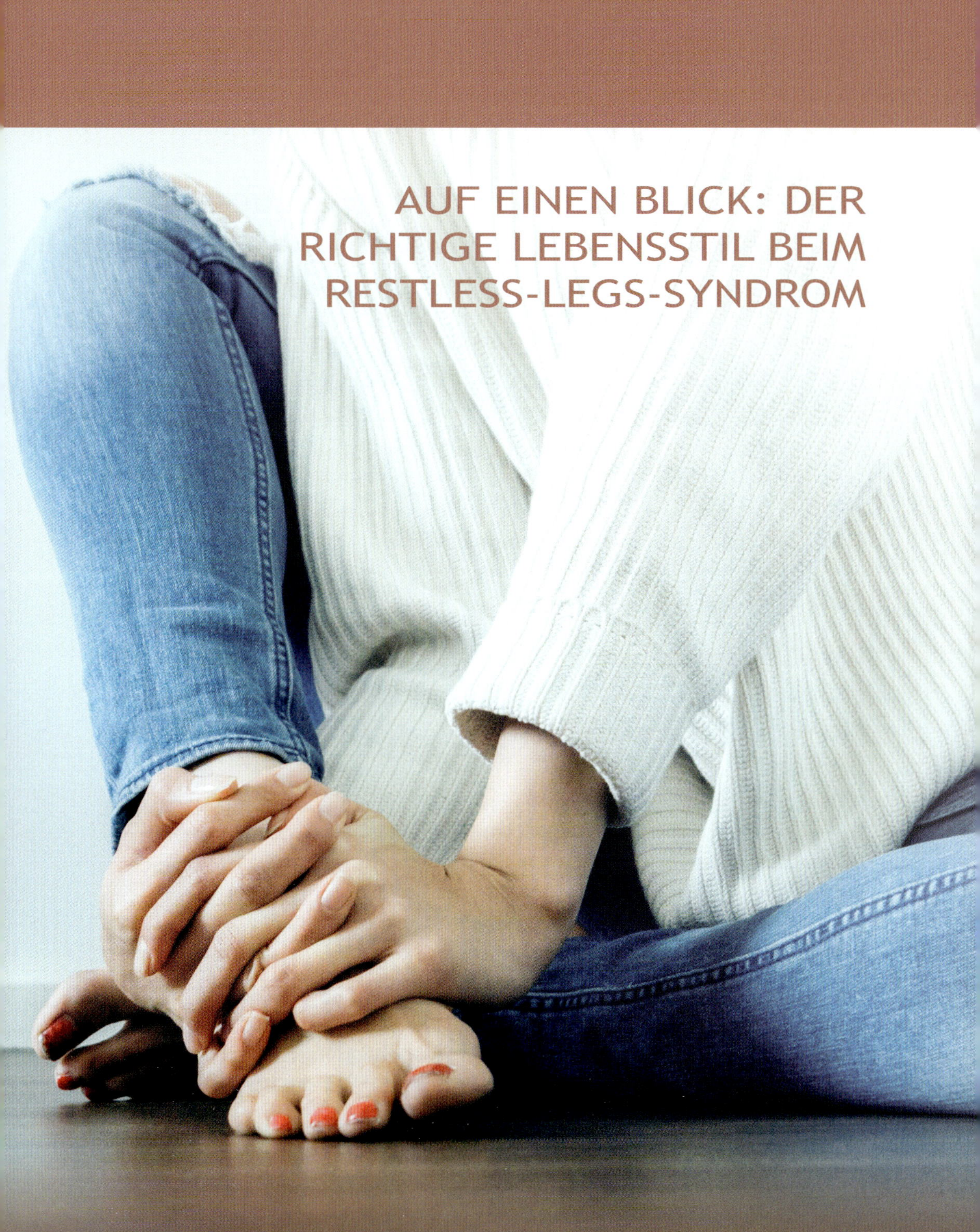

AUF EINEN BLICK: DER RICHTIGE LEBENSSTIL BEIM RESTLESS-LEGS-SYNDROM

Auf einen Blick: Der richtige Lebensstil beim Restless-Legs-Syndrom

Welche Änderungen von Gewohnheiten bessern die Beschwerden beim Restless-Legs-Syndrom?

In den letzten Jahren gewinnt der Begriff der Lebensstilmedizin zunehmend an Bedeutung. Viele alte Medizintraditionen setzen auf Veränderungen der Lebensweise, um Krankheiten zu heilen oder zu lindern. Dazu zählen unter anderem das indische Ayurveda, die traditionelle chinesische Medizin und nicht zuletzt die traditionelle europäische Medizin. Dabei soll die Anpassung unserer Gewohnheiten die Symptome lindern oder sogar heilen. Was bedeutet das beim RLS konkret?

Schlaf und Schlafhygiene

Berücksichtigen Sie die grundlegenden Maßnahmen der Schlafhygiene, so dass Sie mögliche zusätzliche Ursachen zum RLS für Ihre Schlafstörungen eliminieren.

Halten Sie einen regelmäßigen Schlaf- und Wachrhythmus ein. Verzichten Sie auf schwere Mahlzeiten in den Abendstunden. Trinken Sie ausreichend, doch nur mehr wenig am Abend, so dass eine volle Blase Sie nicht am Schlafen hindert.

Vor dem Einschlafen hilft eine sanfte Massage der Beine. Beruhigen Sie Ihre Beine vor dem Schlafengehen durch ein kühles Bad. Ein kleiner Spaziergang vor dem Zubettgehen kann das Einschlafen erleichtern. Verlegen Sie anstrengendere sportliche Aktivitäten jedoch in die früheren Stunden des Tages, um eine zu starke Aktivierung des Organismus zu vermeiden.

Ernährung

Reduzieren Sie den Verzehr bestimmter Genussmittel, die Ihre Beschwerden verschlechtern können. Trinken Sie weniger Kaffee, verzichten Sie weitgehend auf Alkohol, essen Sie weniger Schokolade. Auch scharfe Speisen sollten reduziert werden. Versuchen Sie herauszufinden, welche Nahrungsmittel bei Ihnen die Beschwerden verstärken, und lassen Sie diese weg. Verzichten Sie auf Nikotin, wenn es Ihre Beschwerden verschlechtert.

Bewegung

Sanfte Bewegung in den Abendstunden kann die Beschwerden lindern. Aber Achtung: Starke körperliche Anstrengungen können die Symptome verstärken.

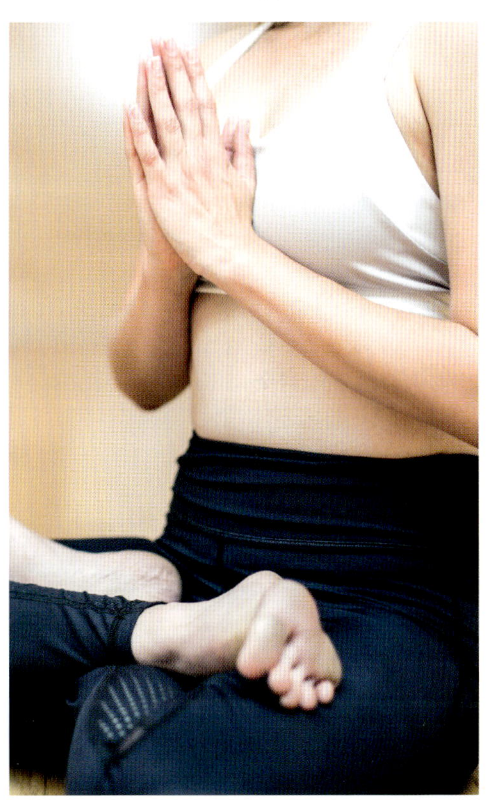

Entspannung

Entspannung fördert das Einschlafen und reduziert die Beschwerden. Zur nachhaltigen Entspannung beim Restless-Legs-Syndrom eignen sich jene Methoden, die mit sanften Bewegungen arbeiten: Yoga, Qigong und Tai Chi.

Sex

Abendliche sexuelle Aktivität führt zur Ausschüttung von Dopamin und endogenen Opiaten im Gehirn und kann damit die Restless-Legs-Beschwerden lindern und das Einschlafen fördern.

Medikamente

Halten Sie sich genau an die Anweisungen Ihres Arztes. Bei mangelnder Wirkung oder Problemen mit der medikamentösen Therapie werfen Sie nicht gleich die Flinte ins Korn und halten Sie Kontakt zum Arzt Ihres Vertrauens, bis Sie gemeinsam eine Lösung gefunden haben.

Psyche

Befreien Sie Ihre Seele von innerem Gerümpel. Machen Sie eine Therapie, reden oder schreiben Sie sich die Themen, welche Sie belasten, von der Seele. Räumen Sie Ihre inneren Baustellen auf.

Offenheit im Umgang mit der Erkrankung

Manche Erkrankte versuchen, ihre Beschwerden zu verbergen. Das erzeugt allerdings einen gewissen Druck auf die Betroffenen selbst. In diesem Fall empfiehlt es sich, offen mit der Tatsache umzugehen, dass ruhiges Sitzen bzw. Liegen schwerfällt und Medikamente eingenommen werden müssen, um diese Situation zu verbessern.

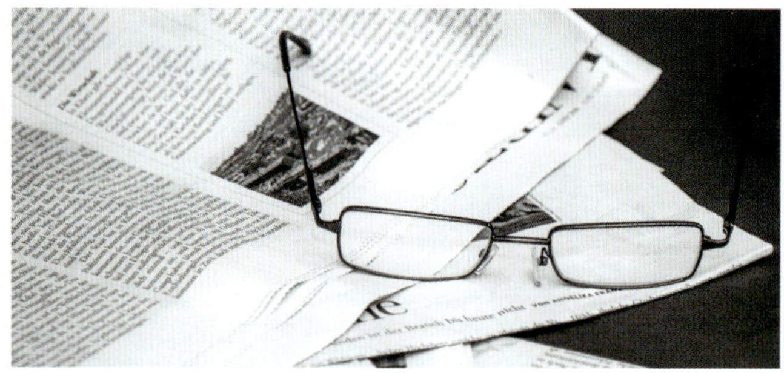

Halten Sie sich auf dem Laufenden

Lesen Sie Bücher und Nachrichten zum Thema Restless Legs. Informieren Sie sich über neue Entwicklungen. Sprechen Sie Ihren Arzt darauf an.

LITERATUR UND SERVICE

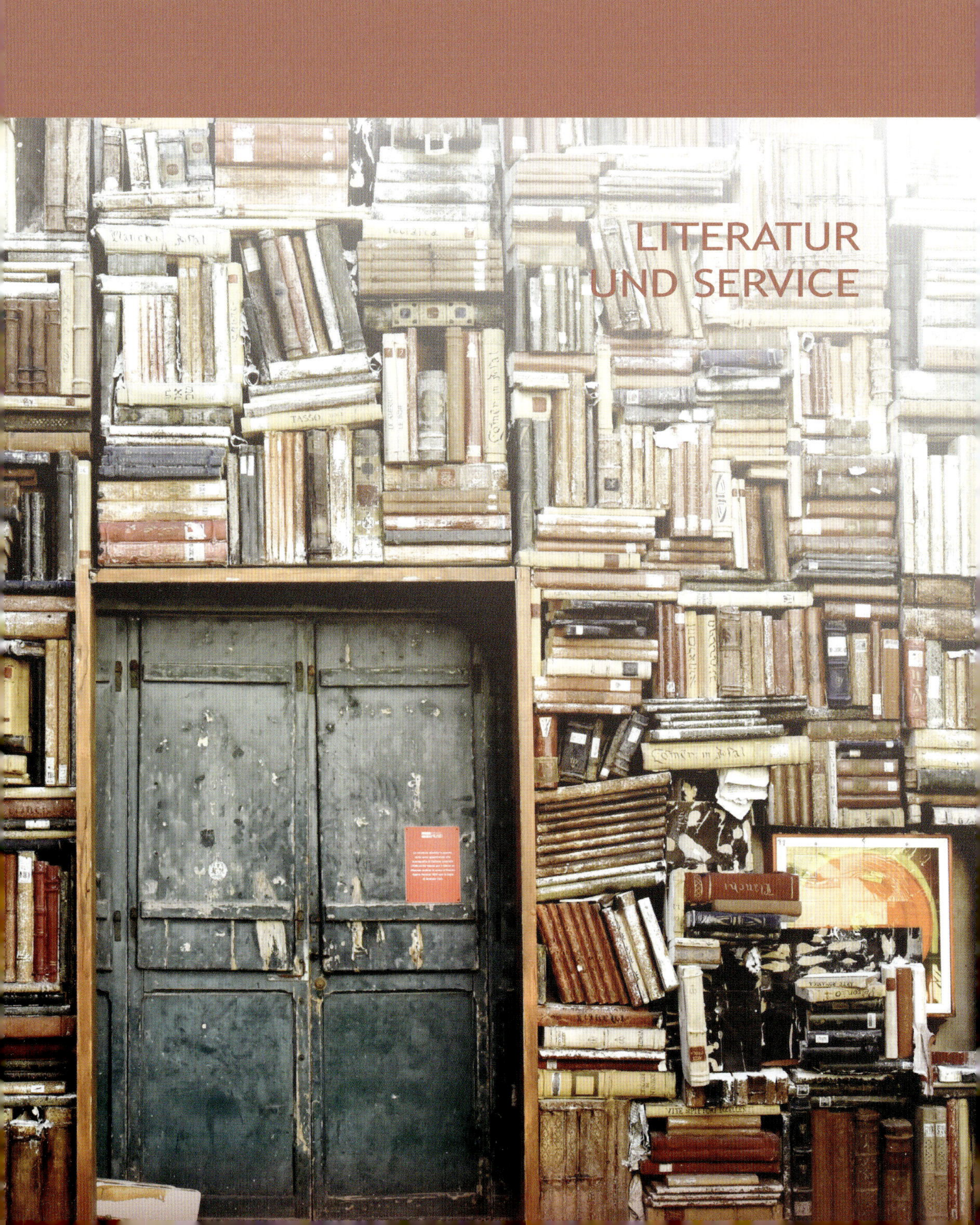

Literatur

Literaturtipps

Restless Legs. Endlich wieder ruhige Beine
Jörn Peter Sieb
TRIAS, 5. überarbeitete Auflage 2017
Bietet eine gute Einführung zur raschen Orientierung.

Ratgeber Polyneuropathie und Restless Legs
Christian Schmincke
Springer-Verlag GmbH, 1. Auflage 2017
Schöne Übersicht über die beiden Erkrankungen und deren Therapiemöglichkeiten, einschließlich aus Sicht der traditionellen chinesischen Medizin.

Endlich wieder richtig schlafen
Ruediger Dahlke
Arcana, 1. Auflage 2014

Naturheilkunde bei muskulären und neuromuskulären Erkrankungen
Oliver Ploss
Verlag Karl F. Haug, 2. Auflage 2013

100 Questions and Answers About Restless Legs Syndrome
Sudhansu Chokroverty
Jones & Bartlett, 2010
Bietet eine gut verständliche Übersicht im Frage-und-Antwort-Format. Für Leser, die der englischen Sprache mächtig sind.

Verwendete Fachliteratur

Bücher

Das Restless-Legs-Syndrom: Ein Überblick für Ärzte aller Fachrichtungen (essentials)
Veronika Schneider
Springer Fachmedien Wiesbaden GmbH, 2017

Restless Legs Syndrome/Willis Eckbom Disease: Long Term Consequences and Management
Mauro Manconi, Diego García-Borreguero
Springer Science + Business Media LLC, 2017

RESTLESS LEGS SYNDROME
Wayne Hening, Richard Allen, Sudhansen Chokroverty, Christopher Earley
Saunders, 2009

Therapie und Verlauf neurologischer Erkrankungen
Hans-Christoph Diener, Christian Gerloff, Marianne Dieterich
Kohlhammer, 7. Auflage 2017

Neurologie compact. Für Klinik und Praxis
Andreas Hufschmidt, Carl Hermann Lücking
Georg Thieme Verlag, 7. Auflage 2017

Checkliste Arzneimittel A–Z
Detlev Schneider, Frank Richling
Georg Thieme Verlag, 7. Auflage 2017

Fachartikel

Aktuelle Leitlinien der Deutschen Gesellschaft für Neurologie
https://www.dgn.org/leitlinien-online-2012/inhalte-nach-kapitel/2386-ll-06-2012-restless-legs-syndrom-rls-und-periodic-limb-movement-disorder-plmd.html

Restless legs syndrome/Willis-Ekbom disease diagnostic criteria:
Updated International Restless Legs Syndrome Study Group (IRLSSG) consensus criteria – history, rationale, description, and significance. Richard P. Allen et. al. on behalf of the International Restless Legs Syndrome Study Group. Sleep Medicine 15 (2014) 860–873.

Service

Selbsthilfegruppen

Dachverband RLS Selbsthilfe Österreich
www.restless-legs.at

Deutsche Restless Legs Vereinigung
www.restless-legs.org

Schweizerische RLS Selbsthilfegruppe
www.restless-legs.ch

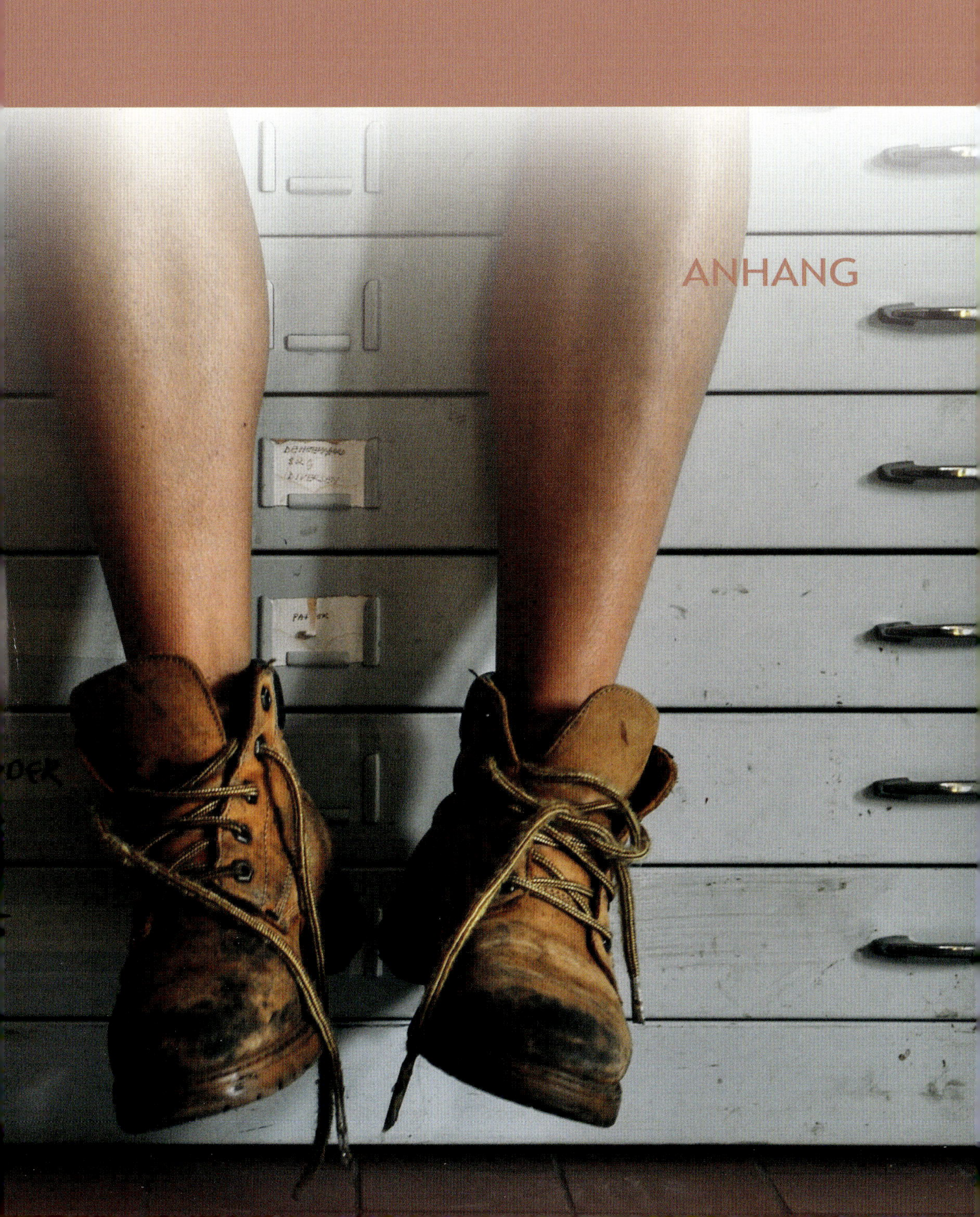

ANHANG

Anhang

Checkliste: Leiden Sie am Restless-Legs-Syndrom?

Dieser Fragebogen der deutschen Restless-Legs-Vereinigung erlaubt eine erste Beurteilung, ob Ihre Beschwerden mit der Diagnose eines RLS vereinbar sind.

	Wenn Sie mehr als zwei der folgenden Fragen mit Ja beantworten, sollten Sie eine Untersuchung bei Ihrem Hausarzt oder beim Facharzt für Neurologie durchführen lassen.	JA	NEIN
1.	Leiden Sie in Ruhe- und Entspannungssituationen (Fernsehen, Kino, Busfahrten etc.) unter unangenehmen bis qualvollen Missempfindungen wie Ziehen, Jucken, Reißen oder Kribbeln in Beinen oder Armen?	○	○
2.	Werden Sie in solchen Situationen durch einen unstillbaren Bewegungsdrang zum Aufstehen und Umhergehen gezwungen?	○	○
3.	Sind diese Beschwerden durch aktive Bewegung, kalte Fußbäder, Massagen o.Ä. vorübergehend zu lindern oder zu beseitigen?	○	○
4.	Haben Sie keine oder kaum Beschwerden, solange Sie am Tage in Bewegung sind?	○	○
5.	Bemerken Sie eine Zunahme der Beschwerden abends oder nachts?	○	○
6.	Leiden Sie unter Ein- und/oder Durchschlafstörungen?	○	○

7.	Fühlen Sie sich tagsüber häufig müde, abgespannt und erschöpft?	❍	❍
8.	Verhindern die Beschwerden in den Beinen auch tagsüber die ersehnte Ruhe und Entspannung und fühlen Sie sich durch die Beschwerden in Ihren sozialen Aktivitäten eingeschränkt (z.B. Verzicht auf Kino- oder Theaterbesuche, Vermeiden von Flugreisen)?	❍	❍
9.	Bemerkt Ihr Partner nachts häufig unwillkürliche Zuckungen Ihrer Beine oder Füße während Sie schlafen?	❍	❍
10.	Gibt es jemanden in Ihrer Verwandtschaft, der über ähnliche Symptome klagt?	❍	❍

Quelle: Deutsche Restless-Legs-Vereinigung, www.restless-legs.org

Glossar

Akathisie: Bewegungsunruhe. Kann auftreten als Nebenwirkung bestimmter Medikamente, nämlich der sogenannten Neuroleptika.

Allen-Kriterien: Die Kriterien für die Diagnose eines Restless-Legs-Syndroms.

Anamnese: Vorgeschichte der Erkrankung eines Patienten.

Angiologie: Medizinische Disziplin, welche sich mit den Erkrankungen der Blutgefäße beschäftigt.

Angiographie: Radiologische Darstellung der Gefäße.

Arousal: Weckreaktion während des Schlafes.

Augmentation: Zunahme der Symptome eines RLS als Nebenwirkung der medikamentösen Therapie.

Axon: Fortsatz einer Nervenzelle, der die Impulse weiterleitet.

Benserazid: Hemmt die Aktivierung von L-Dopa im peripheren Kreislauf.

Blut-Hirn-Schranke: Beschränkt den Übertritt von Substanzen aus dem Blut ins Gehirn.

Carbidopa: Hemmt die Aktvierung von L-Dopa im peripheren Kreislauf.

Differentialdiagnose: Andere Diagnosen, die bei der Abklärung einer Krankheit mit in Betracht gezogen werden müssen.

Dopamin: Wichtiger Überträgerstoff (Neurotransmitter) im Nervensystem.

Dopaminagonisten: Gruppe von Medikamenten, welche die Wirkung von Dopamin an den Nervenzellen imitiert.

Elektroenzephalographie (EEG): Die Messung der elektrischen Aktivität des Gehirns mittels Elektroden an der Oberfläche des Schädels.

Elektromyographie (EMG): Die Untersuchung der Muskelaktivität mit Hilfe einer dünnen Nadelelektrode.

Elektroneurographie (NLG): Die Messung der Nervenleitgeschwindigkeit von bestimmten Nerven in den Extremitäten.

Endogene Opiate: Vom Körper selbst hergestellte, dem Opium ähnliche Botenstoffe.

L-Dopa: Vorstufe von Dopamin. Wird als Medikament über den Darm aufgenommen und kann die Blut-Hirn-Schranke durchqueren.

Mikrozirkulation: Der Blutfluss in den kleinsten Blutgefäßen.

Neuroleptika: Eine bestimmte Gruppe von Psychopharmaka, eingesetzt zur Behandlung von starken Ängsten, Wahn etc.

Neurologie: Medizinische Fachrichtung, die sich mit Diagnostik und Therapie von Erkrankungen des Nervensystems und der Muskeln beschäftigt.

Neurologischer Status: Befund der neurologischen körperlichen Untersuchung.

Neuron: Nervenzelle.

Neurotransmitter: Überträgerstoff im Nervensystem zwischen zwei Nervenzellen.

Noradrenalin: Aktivierender Überträgerstoff im Nervensystem, Stresshormon.

Obstruktives Schlafapnoe-Syndrom: Schlafbezogene Atmungsstörung mit nächtlichen Atemaussetzern.

Off-label: Ärztliche Verordnung eines Medikaments, obwohl es für diese spezielle Indikation keine Zulassung besitzt.

Partialdruck: Der Teildruck eines Gases in einem Gasgemisch.

Peripheres Nervensystem: Das Nervensystem außerhalb von Gehirn und Rückenmark, also die Nerven, welche die Extremitäten, die Haut, Muskeln, Knochen und Eingeweide versorgen.

Periodic Limb Movements During Sleep (PLMS): Periodische Bewegungen der Gliedmaßen während des Schlafes. Treten beim Restless-Legs-Syndrom vermehrt auf.

PLMD: Abkürzung für Periodic Limb Movement Disorder. Eine Krankheit, die mit periodischen Bewegungen der Extremitäten während des Schlafens und des Wachens einhergeht.

Polysomnographie: Die Aufzeichnung verschiedener Messwerte im Schlaflabor.

Primäres Restless Legs Syndrom: Genetisch bedingtes RLS.

Psychosomatik: Zweig der Medizin, der sich mit dem Zusammenspiel von Seele und Körper beschäftigt.

REM-Schlaf: Traumschlaf, gekennzeichnet durch rasche Augenbewegungen (REM: Rapid Eye Movements).

Restless Arms: Ruhelose Arme.

Restless Legs: Ruhelose Beine.

Restless Legs and Arms Syndrome: Syndrom der ruhelosen Arme und Beine.

Retard: Bestimmte Tabletten können als Retard-Präparat eingenommen werden. Dies bedeutet, dass die Freisetzung des Wirkstoffes verzögert und damit die Wirkzeit des Medikamentes verlängert wird.

RLS: Abkürzung für Restless-Legs-Syndrom.

Serotonin: Überträgerstoff im Nervensystem, vermindert bei Depression.

Schlafhygiene: Maßnahmen und Gewohnheiten zur Verbesserung des Schlafes.

Schlafapnoe-Syndrom: Krankhaftes kurzzeitiges Aussetzen der Atmung während des Schlafes.

Schlafphasen: Während des Schlafes wechseln Phasen von leichtem Schlaf, Traumschlaf und Tiefschlaf mehrmals pro Nacht.

Sekundäres Restless-Legs-Syndrom: Tritt als Folge einer Grundkrankheit auf.

Symptom: Krankheitszeichen.

Synapse: Schaltstelle beziehungsweise Ort der Übertragung von Information zwischen Nervenzellen.

Syndrom: Typische Kombination von Krankheitszeichen.

Zentrales Nervensystem: Es besteht aus Gehirn und Rückenmark.

Die zehn wichtigsten Fragen zum Thema Restless-Legs-Syndrom (RLS)

1. **Was ist das RLS?**

   Beim Restless-Legs-Syndrom kommt es zum Auftreten von unangenehmen Schmerzen und Missempfindungen der Beine, oft auch der Arme, die verbunden sind mit einem starken Bewegungsdrang der Extremitäten. Die Beschwerden treten vornehmlich in der Nacht auf, können aber auch in Ruhesituationen tagsüber vorkommen.

2. **Wie häufig tritt das RLS auf?**

   Bis zu 10 % der Bevölkerung sind betroffen, der Anteil steigt mit zunehmendem Lebensalter.

3. **Welche Ursachen hat das RLS?**

   Das primäre Restless-Legs-Syndrom ist genetisch bedingt. Das sekundäre Restless-Legs-Syndrom entsteht als Folge von meist behandelbaren Störungen, wie z.B. einem Eisenmangel.

4. **Welche Komplikationen können auftreten?**

   Die Bewegungsunruhe führt zu Schlafstörungen, Konzentrationsstörungen, Depressionen bis hin zu einem erhöhten Risiko für Herz-Kreislauf-Erkrankungen.

5. **Wie ist der Verlauf des RLS?**

   Meist kommt es zu einem langsamen Fortschreiten der Erkrankung.

6. **Ist das RLS heilbar?**

   Das RLS lässt sich gut behandeln durch eine Anpassung des Lebensstiles und Medikamente. Einige Formen des RLS sind heilbar.

7. **Spielt die Ernährung beim RLS eine Rolle?**

   Bestimmte Nahrungsmittel führen zu einer Zunahme der Beschwerden. Manchmal tritt das RLS als Nebenwirkung von Medikamenten auf.

8. **Wie wird ein RLS diagnostiziert?**

   Das RLS wird durch eine sorgfältige Anamnese (Befragung des Patienten mit Erhebung der Beschwerden und Auslöser) und eine körperliche Untersuchung diagnostiziert. Ergänzend sind oft zusätzliche Schritte der Abklärung notwendig.

9. **Welche Zusatzuntersuchungen müssen durchgeführt werden?**

   Zusätzlich zur Feststellung des neurologischen Status durch den Facharzt sollten ein Labor und eine Messung der Nervenleitgeschwindigkeit durchgeführt werden. Bei nicht ganz eindeutig zuordenbaren Beschwerden kann eine Untersuchung im Schlaflabor notwendig sein.

10. **Welche Behandlungsformen gibt es?**

    In leichteren Fällen findet man mit komplementären und physikalischen Maßnahmen, wie Kühlen der Beine vor dem Einschlafen, das Auslangen. Auch eine Anpassung der Ernährung und des Lebensstiles kann helfen. In schwereren Fällen stehen uns heute gut wirksame Medikamente zur Verfügung.

Der Autor

Dr. med. Klaus-Dieter Kieslinger ist Facharzt für Neurologie in Salzburg mit eigener Praxis sowie an der Privatklinik Wehrle-Diakonissen.

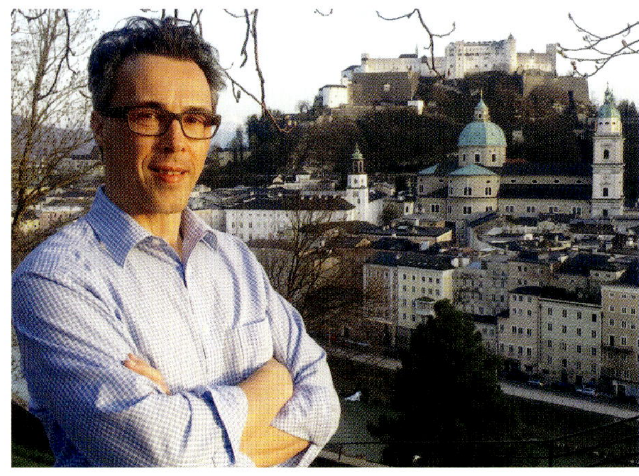

Nach dem Medizinstudium in Graz und Wien und der Ausbildung zum Arzt für Allgemeinmedizin in Klagenfurt und Edinburgh absolvierte er die Facharztausbildung für Neurologie an der Paracelsus Medizinischen Privatuniversität Salzburg. Dort wurde er ausgezeichnet für besondere Verdienste in der Lehre und unter anderem zum Teacher of the Year gewählt.

Zusatzausbildungen in Akupunktur, Qigong und psychosomatischer Medizin runden seine Interessen in Richtung eines ganzheitlichen Menschenbildes ab.

Er schöpft aus seiner langjährigen neurologischen Erfahrung, insbesondere auch aus seiner Funktion als ärztlicher Beirat der Selbsthilfegruppen für Restless Legs sowie für Parkinson in Salzburg.

Mit regelmäßigen Vorträgen, Auftritten im Rundfunk und der Veröffentlichung von Büchern möchte er mehr Verständnis für neurologische Themenbereiche wecken.

klaus.kieslinger@pkwd.at

Abbildungsnachweis

Stock.adobe.com: 2/3 (juniart), 17 (Katarzyna Bialasiewicz), 65 (Alexander Raths), 82 (Iakov Filimonov)

Pixabay.com/de: 18 (xusenru), 21 (Gellinger), 24 (StockSnap), 27 (arhy82), 28 (Engin Akyurt), 29 (antranias), 30 (Mabel Amber), 31 (Igorovsyannykov), 32 (Miguel R. Perez), 33 (duy_ittn), 34 (StockSnap), 36 (Hans Martin Paul), 37 (C. Scott), 41 (geralt), 42 (qimono), 44 (qimono), 46 (klaber), 48 (dianaforsberg92), 52 (qimono) 53 (ernestoeslava) 53 (jarmoluk), 55 (Pexels) 59 (dieterrobbins), 60 (Skitterphoto), 61 (geralt), 63 (Lukas Zdylka), 72 (Kropekk_pl), 75 (Darko Stojanovic), 83 (geralt)

de.wikipedia.org: 22 (George Vertue), 38 (Markus Mueller), 69 (CZmarlin), 76 (Medicus of Borg), 79 (Pexels), 88 (3dman), 89 (Darko Stojanovic), 92 (shy_kurji) 93 (nastya_gepp), 98 (adrian), 101 (onixino), 105 (herbalhemp) 106 (jarmoluk), 109 (Pexels), 110 (graceie), 111 (StarFlames), 112 (rawpixel), 114 (Michael Raab), 115 (lograstudio), 116 (Alexas_Fotos), 118 (congerdesign), 119 (unsplash), 120 (tpsdave), 121 (rawpixel), 122 (StockSnap), 123 (Mabel Amber), 124 (panajiotis), 125 (unsplash), 127 (lograstudio), 128 (maxmann), 129 (ninocare), 133 (Free-Photos)

getty images: 103

PhotoAlto: 25, 67, 84, 90, 99

Schaub, Hagen: 78

Hahsler, Lisa: 86, 87

pixelio.de: 95 (Klicker), 96 (KFM)